Complete voetreflexologie

Kevin & Barbara Kunz

Complete
voetreflexologie

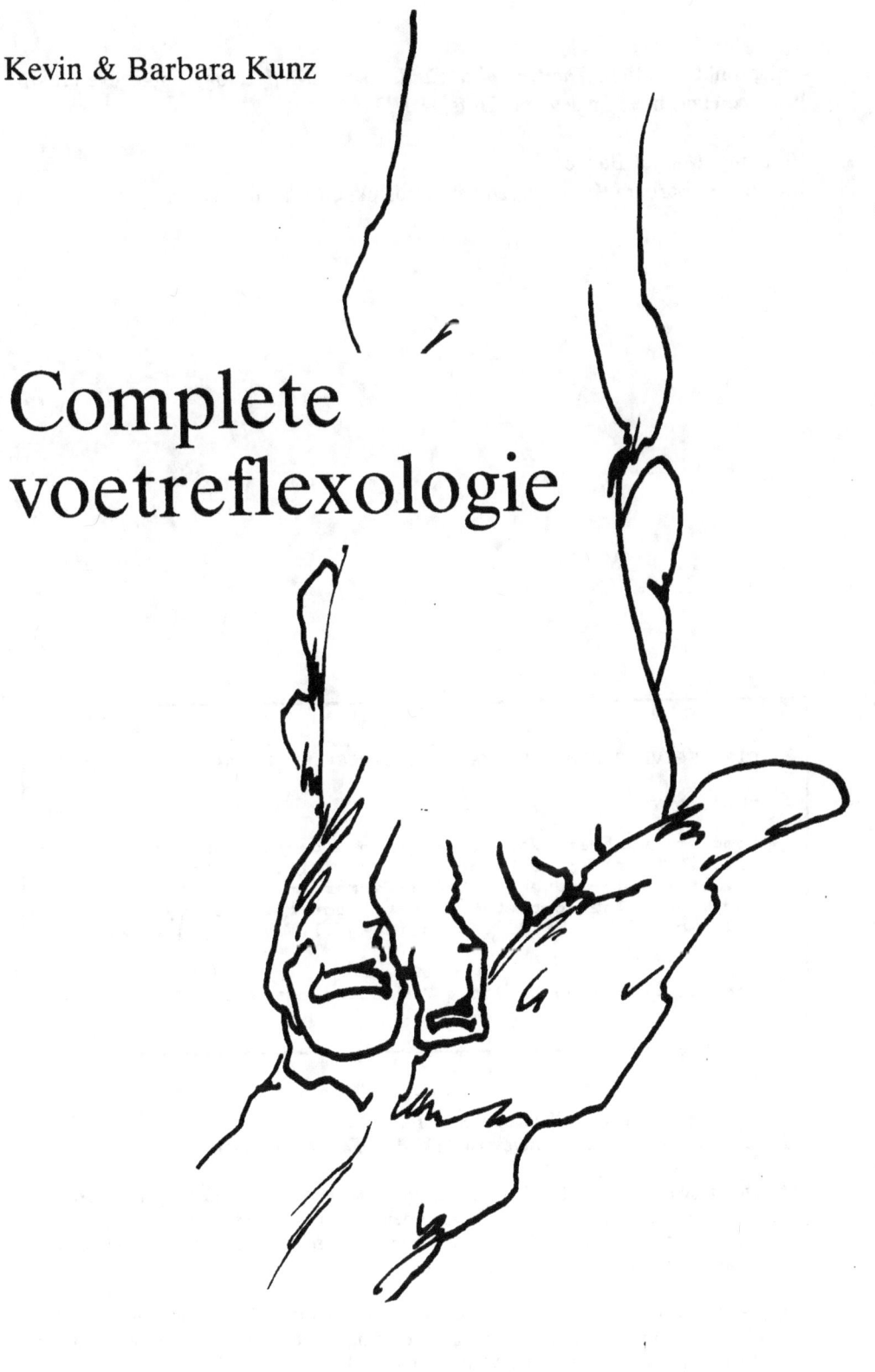

Oorspronkelijke titel: *The Complete Guide to Foot Reflexology*, uitgegeven door Prentice-Hall, Inc., Englewood Cliffs, N.J., USA.

Vertaling: Margot Bakker
Illustraties: Barbara Kunz, tussen de hoofdstukken: Camille Young.

```
CIP-GEGEVENS KONINKLIJKE BIBLIOTHEEK, DEN HAAG

Kunz, Kevin

Complete voetreflexologie / Kevin & Barbara Kunz ; [vert.
uit het Engels door Margot Bakker ; ill.: Barbara Kunz
... et al.]. - Deventer : Ank-Hermes. - Ill., tab.
Vert. van: The complete guide to foot reflexology. -
Englewood Cliffs N.J. : Prentice-Hall, 1980. - Met reg.

                        562
Trefw.: reflexzonetherapie / voetzoolmassage.
```

© Oorspronkelijke uitgave 1980 Kevin en Barbara Kunz.
© Nederlandse vertaling 1986 Uitgeverij Ankh-Hermes bv, Deventer.

Inhoud

Voor de reflexologen van verleden, heden en toekomst . . .

Verantwoording

Dit boek kon geschreven worden dank zij inspanning en capaciteiten van een aantal vrienden. Ken Shoemaker heeft vele uren geestelijke energie besteed aan het redigeren van de tekst en aan zijn eigen bijdrage. De neerslag van zijn arbeid en zijn betrokkenheid is in deze bladzijden terug te vinden. Onze dank gaat naar Bob Dallamore, die onze visie heeft verdiept. We betuigen erkentelijkheid aan Dick en Charlie Schwengel voor de royale en vakkundige wijze waarop zij deze tekst hebben gedrukt en uitgegeven. We zijn Bea Schultz dankbaar voor haar steun en aanmoediging, die steeds op het juiste moment leken te komen. De typografie werd fraai verzorgd door Betty Colvin. We danken ook Emma Seitner, de typiste, die zich met de snelheid van het licht door stapels conceptteksten heengewerkt heeft. Rol en Jan Schneider fotografeerden professioneel en met veel geduld Barbara's oorspronkelijke tekeningen, zodat de illustraties in dit boek gemaakt konden worden. En tot slot willen we onze hartelijke en oprechte dank betuigen aan al onze vrienden en trouwe cliënten die ons hebben bijgestaan, die begrijpen wat we proberen te doen en waarom.

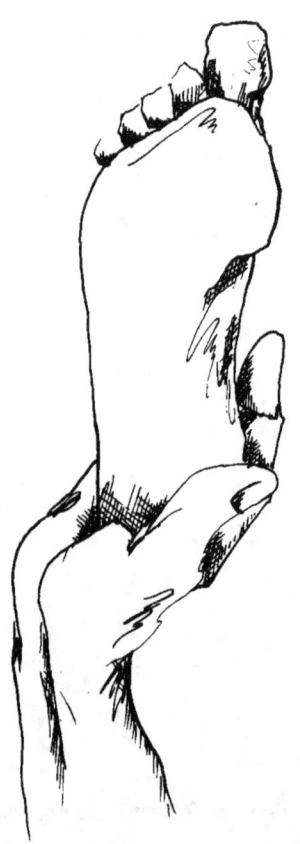

Voorwoord

Reflexologie is meer dan een beroep. Het is een boeiende verkenning en een dankbare methode mensen bij te staan in hun gezondheid. En voor ons is het nog zoveel meer geworden. Dit boek is daarvan een resultaat.

Voetreflexologie is het bestuderen van die reflexen in de voet die corresponderen met alle lichaamsdelen. De voeten worden 'bewerkt' om afzettingen die er zich in vormen, op te ruimen. Dat is het grondthema van de instructie in dit boek. De premisse dat er een bepaalde relatie bestaat tussen gebieden van de voet en andere delen van het lichaam is wat de reflexologie zo uniek maakt. Het gevoel ergens vat op te hebben, inspireert tot doorgaan met studie en onderzoek. Niemand weet precies in hoeverre de ingewikkelde gezondheidsstelsels van het lichaam in de voet weerspiegeld worden. Wij hebben dag aan dag ontdekt dat er steeds meer te leren valt. En met de dag wordt het patroon van de voeten duidelijker, doordat we de resultaten van het werken met onze cliënten zien. Want behalve het 'beeld' van iemands gezondheid dat elk paar voeten verschaft, krijgen we een sleutel in handen tot het lichaamsgestel. Reflexologie is een methode tot het stimuleren van de reflexen in de voeten om in corresponderende delen van het lichaam reacties te wekken. Die reacties kunnen het best omschreven worden als ontspanning of terugkeer naar de evenwichtstoestand.

Geen enkele behandelmethode kan ooit om het gestel van het lichaam zelf heen. Dat lichaam is namelijk de heler, niet de therapeut. Geen medicamenten noch ingrepen zijn doeltreffend als niet het hele lichaam in staat is als een fysiologische eenheid te reageren. Heel wat bestaande behandelmethoden beantwoorden niet aan het doel, omdat ze het lichaam niet als een geheel kunnen behandelen. Reflexologie is zo'n boeiende en doeltreffende behandelmethode omdat getracht wordt het *totale lichaam* te stimuleren en herstel van de evenwichtstoestand binnen alle ingewikkelde lichaamsfuncties te bevorderen. Speciale aandacht voor bepaalde gebieden van de voet tijdens de behandeling kan de resultaten slechts bespoedigen. Tijdens elke behandeling wordt de gehele voet 'bewerkt', ongeacht welke gebieden klachten onthullen.

Er is een tijd geweest waarin we aannamen, dat resultaten door middel van reflexologie onvoorspelbaar en sporadisch waren, en dat we voor ons succes met de behandeling aangewezen waren op de omstandigheid, of de cliënt al of niet over het 'vermogen tot reageren' beschikte. We hebben sedertdien geleerd dat de belangrijkste factor niet is 'wie' of 'wat', maar 'hoe' – met andere woorden de juiste toepassing. De sleutel tot succesvol behandelen is een dubbele: ten eerste de eigen bekwaamheden en technieken van de reflexoloog; ten tweede, en misschien het allerbelangrijkste, de mate waarin de cliënt betrokken is bij een goede gezondheid (zich regelmatig laat behandelen en doorgaat met de aanbevolen zelfhulp).

Onze uitlatingen aangaande schoonheid en waarde van de reflexologie zijn bepaald niet het laatste woord. De volgende fase in de toenemende aanvaarding en ontwikkeling ervan is de wetenschappelijke erkenning. Die zal komen. Op het ogenblik kunnen we slechts doorgaan met het verspreiden van informatie en het opleiden van meer reflexologen. We zijn geen fantasten, we beweren niet dat we wonderen kunnen verrichten. Elke reflexoloog zal zeggen dat het niet duidelijk is waarom of hoe zijn methode werkt, alleen dat ze werkt. En ieder van ons is eenvoudig tot die conclusie gekomen door duizenden voeten te behandelen en zorgvuldig op de resultaten te letten. Onze houding is hulp te bieden, mensen te leren meer ver- antwoordelijkheid voor hun eigen gezondheid op zich te nemen. We zijn er niet op uit de conventionele professionele geneeskunde te verdringen. We willen alleen betrokken zijn bij het evolutieproces, samenwerken met andere gezondheidsstelsels door de kennis over te dragen, dat een ieder in staat is meer greep op de eigen gezondheid te krijgen.

Het meest overtuigend argument van de reflexoloog is het doen. We zien niet altijd dadelijk resultaten, maar doordringen tot de grondoorzaak van een ziekte of aan- doening kost doorgaans tijd. Bij een biologisch stelsel moeten we de 'lagen' van problemen (die ontstaan kunnen zijn als reactie op het oorspronkelijk probleem) 'afpellen' tot we op de grondoorzaak stuiten. Als die grondoorzaak eindelijk is weggenomen, blijkt soms verrassend hoeveel andere problemen tegelijk verholpen of eenvoudig verdwenen zijn.

Dit boek is bedoeld als hulpmiddel voor wie reflexologie willen toepassen op hun eigen voeten of die van anderen. We hebben uiteengezet wat we als de fundamentele informatie beschouwen. We geven een kort historisch overzicht, een volledig geïllu- streerd hoofdstuk over de technieken, een beschrijving van de diverse stappen tijdens behandeling, richtlijnen voor professioneel geïnteresseerden, regels omtrent vele onderwerpen die van belang zijn (vingernagels, lotions, instrumenten en derge- lijke) en een heel nuttig hoofdstuk over anatomie (met inbegrip van een lijst van aandoeningen met verwijzing naar die gebieden van de voet waarop gelet moet worden). Het schrijven van dit boek is een dankbare ervaring geweest. Reflexologie is een gave, die we hierbij aan u overdragen in de oprechte hoop, dat u er uw leven lang plezier en profijt van zult hebben.

1. Ontwikkeling en theorie van de reflexologie

Elk terrein van studie gaat uit van premissen, die ten doel hebben het tot een samenhangend geheel te maken. Ook de reflexologie kent beginselen die dienen om haar tot een geheel te integreren. Deze beginselen vormen, hoewel eenvoudig, een diepgaande verklaring omtrent het lichaam en zijn functies. Voetreflexologie is het bestuderen en in de praktijk bewerkstelligen van reflexen in de voet die overeenkomen met andere delen van het lichaam. Met behulp van specifieke hand- en vingertechnieken bewerkstelligt de reflexologie een reactie (ontspanning) in met de bewerkte overeenkomende lichaamsdelen. Ontspanning is de eerste stap naar normalisatie, terugkeer van het lichaam naar een evenwichtstoestand of homeostase, zodat de bloedsomloop onbelemmerd voedingsstoffen en zuurstof naar de cellen kan brengen. Zodra de homeostase is hersteld, zullen ook de organen van het lichaam, in feite een verzameling van cellen, kunnen terugkeren naar een normale toestand en normaal functioneren.

Onze gezondheidstoestand hangt af van dit vermogen na een trauma of belasting (bijvoorbeeld verwonding, ziekte of stress) weer tot homeostase te komen. We kunnen stellen dat die terugkeer naar evenwicht het uitgesproken doel van de reflexologie is. Omdat stress en ziekte bij de meesten onder ons steeds weer zullen optreden, kan de reflexologie behalve voor therapeutische toepassing ook dienen als een program ter preventie. Ze stelt ieder mens in staat dagelijks het eigen lichaam behulpzaam te zijn zich te herstellen en de natuurlijke evenwichtstoestand te handhaven.

De reflexen in de voet zijn in feite 'beelden' van lichaamsdelen. Hun lokatie en onderling verband op de voet volgen een logisch anatomisch patroon, dat sterk gelijkt op dat van het lichaam zelf. De premisse hoe de reflexen van de voet precies corresponderen met de anatomie van het hele lichaam is heel eenvoudig: het feitelijk fysiek beeld van het lichaam wordt erop geprojecteerd. Dit beeld wordt samengesteld met behulp van de zonetheorie. (Een uitvoerige verklaring van de zonetheorie volgt op bladzijde 11.)

Wie weet is stress wel de grootste afzonderlijke bedreiging van het lichamelijk evenwicht. Er zal naar deze veronderstelling nog herhaaldelijk verwezen worden. Afzettingen in de voet (verkalking, lymfvocht) zijn voor de reflexoloog een wegenkaart. Waar ze in een voet worden aangetroffen, zijn ze een aanwijzing dat stress en de gevolgen daarvan zich in overeenkomstige lichaamsdelen zijn begonnen op te hopen. We kunnen het niet vaak genoeg zeggen: al zou men met reflexologie nooit meer bereiken dan het verdrijven van stress door ontspanning, dan heeft ze al volop aan haar doel beantwoord!

De oorsprong van de reflexologie: de zonetheorie

De zonetheorie is uit de research en publikaties van dr. William Fitzgerald aan het begin van deze eeuw voortgekomen. Hij nam waar dat directe druk op bepaalde delen van het lichaam in een overeenkomstig deel een analgetische (verdovende) uitwerking kon hebben. Hoe het ene lichaamsdeel 'overeenkomt' met een ander is waar de zonetheorie over gaat. Dr. Fitzgerald deelde het lichaam systematisch in zones in, zones die hij benutte voor zijn 'verdovende' uitwerking en die wij inmiddels voor therapeutische toepassing gebruiken. (Zie illustratie.) Hij kon nagaan dat zijn patiënten zich 'verdoofd' hadden door directe druk (het ballen van vuisten bijvoorbeeld) of dat in sommige gevallen een assistent onbewust druk had uitgeoefend. In andere gevallen merkte hij dat er geen feitelijke narcose nodig was voor of tijdens een ingreep. Door druk uit te oefenen op een bepaald lichaamsdeel had hij geleerd te voorspellen welke andere lichaamsdelen daardoor beïnvloed werden; en daarmee had hij de eerste grote stap in de ontwikkeling van de zonetheorie gezet. De zonetherapie kreeg daarna grotere bekendheid door dr. Edwin Bowers. Hij werkte samen met dr. Fitzgerald en vond een unieke en verrassende methode om medeartsen te overtuigen van de deugdelijkheid van de zonetheorie. Hij paste druk toe op de hand van een collega en prikte vervolgens met een speld in dat deel van het gezicht dat door de druk was verdoofd. Na zo'n overweldigend bewijs twijfelde niemand meer, die er getuige van was geweest. De zonetherapie had meer voorstanders, onder wie dr. George Starr White, die in de jaren 1920 een grote praktijk te Los Angeles had, en Joseph Selbey Riley, die een

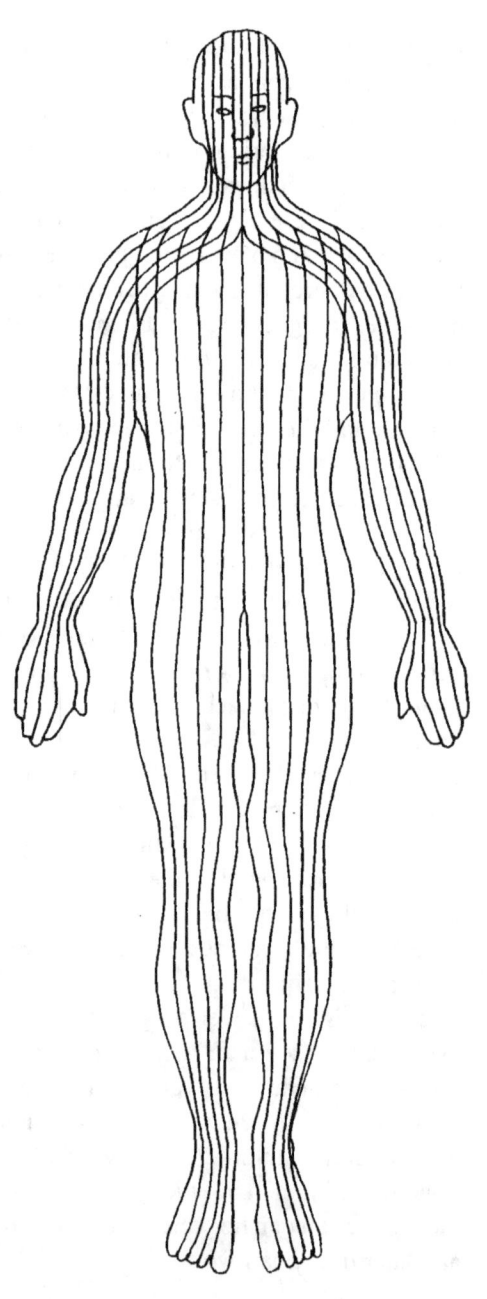

boek schreef over de zonetheorie[1] en het onderzoek vele jaren voortzette.

In het begin van de jaren 1930 was de tijd rijp de zonetheorie te verbeteren en tot voetreflexologie te ontwikkelen. Een van Riley's therapeutische assistenten, Eunice Ingham, had de methode van de zonetherapie toegepast, maar moet meer en meer het gevoel hebben gekregen, dat in het bijzonder de voeten als aangrijpingspunt voor de therapie konden dienen op grond van hun grote gevoeligheid. Zij bracht de voeten in kaart volgens de relatie tot de zones en hun uitwerking op de rest van het lichaam en verkreeg ten slotte op de voeten zelf een 'plattegrond' van het hele lichaam. Zij moet geweten hebben dat ze in plaats van constante directe druk een wisselende druk kon uitoefenen, die naast verminderen van pijn blijkbaar ook thera- peutisch uitwerking had.

Ze had zoveel succes dat haar naam, in de eerste plaats door mondelinge aanbeveling, bekendheid kreeg. Ze schreef haar eerste boek in 1938[2] en wordt inmiddels als grondlegster van de voetreflexologie erkend. Toen ze in 1970 haar werk neerlegde, gingen haar nicht Eusebia B. Messenger en haar neef Dwight C. Byers door waar zij opgehouden was en zetten haar onderzoek voort. Er moet nog heel wat bestudeerd en opgehelderd worden aangaande de geschiedenis van de reflexologie, maar de specifiek westerse herkomst ervan geeft het systeem een heel bijzondere waarde.

1. Riley, Joseph Selbey, *Zone Therapy Simplified*, 1919.
2. Ingham, Eunice, *Stories the Feet Can Tell*, 1938.

Zonetheorie

De zonetheorie ligt ten grondslag aan de voetreflexologie. De reflexologie is een sterk verbeterd systeem geworden, maar de zonetheorie is er nog altijd een nuttig aanhangsel van. De kennis ervan is onmisbaar om in de reflexologie door te dringen.

Zones zijn een stelsel voor het leggen van verband tussen verschillende delen van het lichaam. Ze kunnen opgevat worden als richtlijnen of wegwijzers, die het ene deel met het andere verbinden. Er zijn tien gelijke overlangse zones, die over het lichaam lopen van de bovenkant van het hoofd naar de punten van de tenen. (Zie illustratie.) Het getal 'tien' komt overeen met het aantal vingers en tenen. Het vergemakkelijkt dan ook het nummeren. Elke vinger en elke teen vallen in een bepaalde zone; de linker duim bijvoorbeeld ligt in dezelfde

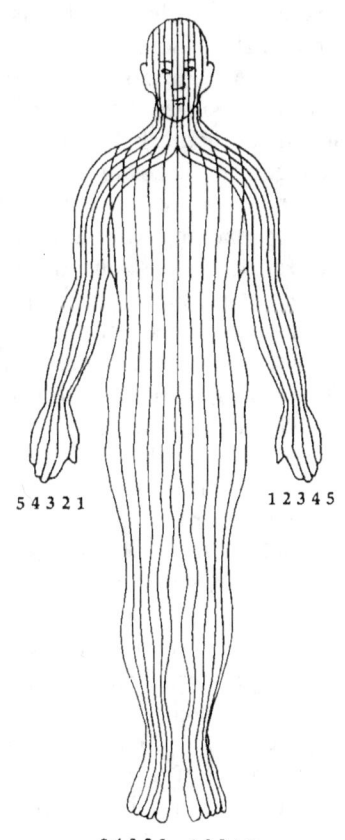

5 4 3 2 1   1 2 3 4 5

5 4 3 2 1   1 2 3 4 5

zone als de linker grote teen.

Kijk goed naar de zonekaart en trek de tien zones op uw eigen lichaam na. Begin bij de voeten en trek denkbeeldige lijnen van elke teen omhoog langs het been, via de romp naar de bovenkant van het hoofd. Elke teen vertegenwoordigt een zone. Doe dezelfde oefening met de handen. Begin een lijn te trekken vanuit elke vinger. Let erop dat op de kaart de genummerde zones elkaar in het gebied van hals en hoofd kruisen.

Elke grote teen komt overeen met de helft van het gebied van het hoofd, al wordt er ook een specifieke zone door vertegenwoordigd. Maar elke grote teen vertegenwoordigt ook de vier kleinere tenen, al nemen de kleinere tenen de overgebleven zones in, die de streek van hoofd en hals in engere zin vertegenwoordigen. Deze voorstelling wordt uitvoerig toegelicht in de theorie van de voetreflexologie (blz. 13).

De reflexpunten worden geacht als een pijl door het hele lichaam te vliegen binnen een en dezelfde zone. Hetzelfde punt wordt bijvoorbeeld zowel aan de voorkant als de achterkant van het lichaam aangetroffen, zowel aan de bovenkant van de voet als op de voetzool. Congestie of spanning waar dan ook in een zone zal de gehele zone die in de lengte langs het lichaam loopt, beïnvloeden. Zoals bij een afgedamde rivier zullen de gebieden aan weerskanten van de 'dam' (blokkering) binnen de betrokken zone beïnvloed worden. Overgevoeligheid in een bepaald deel van de voet waarschuwt de reflexoloog dat er in die zone of zones ergens in het lichaam iets aan de hand is. *Directe druk op enig deel van een zone zal de gehele zone beïnvloeden.* Dat is de grondslag van de zonetheorie. Het is ook de grondslag van de voetreflexologie, want de voeten zijn niet alleen functionele delen van het lichaam, vertegenwoordigd in elk van de zones, maar ook een rechtstreekse herhaling van het lichaam zelf. Ze weerspie-

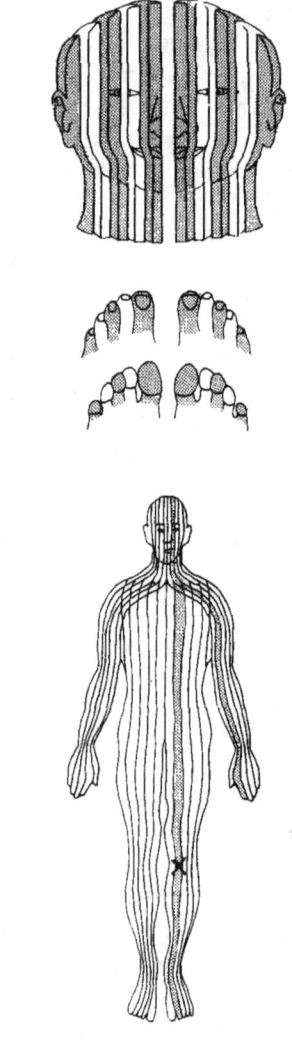

gelen letterlijk het lichaam. (Zie blz. 14, 15, 16 en 17.) Het bewerken van de gehele voet beïnvloedt overigens het gehele lichaam. Omdat er zo talloos vele zone-relaties zijn, is het steeds de moeite waard de gehele voet te bewerken.

Er zijn meer redenen waarom de voeten deze rol kunnen vervullen. Ze zijn een zeer gevoelig onderdeel van het zonestelsel. Voeten worden doorlopend 'beschermd' door schoenen en sokken, maar alle uiteinden van het lichaam (hoofd, handen, voeten) zijn ongewoon gevoelig bij aanraking.

De theorie van de voetreflexologie

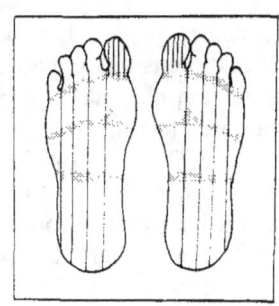

Naast de overlangse zones uit de zonetheorie gebruikt de reflexologie ook dwarszones in het lichaam. Het voornaamste doel ervan is het beeld van het lichaam op de voeten in het goede perspectief en op de juiste plaats te helpen vastleggen. Er worden doorgaans maar drie dwarszones gebruikt: de schouderlijn, de middenriflijn en de taille. (Zie illustratie.) De opvatting van dwarszones is evenwel toepasselijk voor alle gebieden.

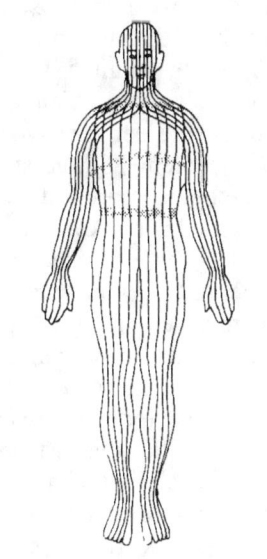

Kijk bijvoorbeeld eens naar het gedeelte van het lichaam boven de schouders, de streek van hoofd en hals. De zonetheorie leert ons, dat alle tien de zones van het lichaam door deze streek lopen. Zoals we al zagen vertegenwoordigt elke grote teen de helft van het hoofd in de dubbele rol beslag te leggen op zone 1 en tegelijkertijd alle vijf zones te vertegenwoordigen. (Zie illustratie.) De kleinere tenen aan elke voet zijn een zonale onderverdeling van hun respectieve grote teen. Als zodanig bepalen zij de streek van hoofd en hals meer in het bijzonder. (De bal van elke kleinere teen vertegenwoordigt een deel van het hoofd, de kootjes komen overeen met een deel van de hals. Met behulp hiervan kunnen we ons een fysiek beeld van het lichaam op de voeten vormen. Het verband tussen en de onderlinge schikking van lichaamsdelen kunnen op de voeten worden gevolgd zoals ze in het lichaam zelf aanwezig zijn.

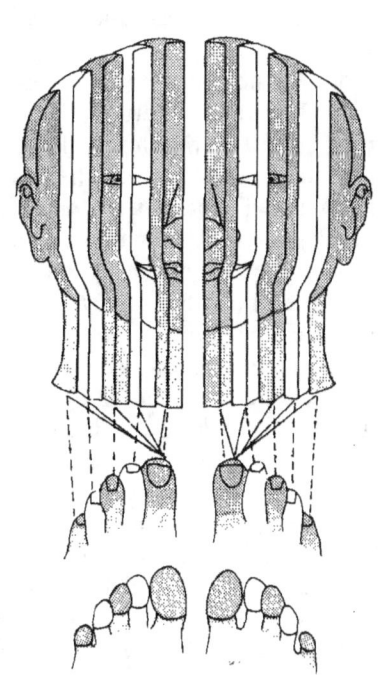

De illustratie is een tweedimensionale weergave van het lichaam. En al is die plat, we interpreteren de tekening als driedimensionaal. Een plattegrond die de reflexen op de voeten weergeeft, dient op dezelfde manier geïnterpreteerd te worden. De delen van het lichaam die geprojecteerd worden op de

voeten (zie kaart) worden dan ook eveneens als driedimensionaal beschouwd.
Omdat de voeten niet plat zijn (althans
niet plat behoren te zijn), brengt projec-
teren van dit '3-D' beeld op de voeten
mee dat er diepte in de tekening zit. We
hebben niet alleen met de oppervlakte
van de voeten te maken. De reflexen
gaan in feite dwars door de gebieden
heen, waarin ze worden getekend. Om
het beeld van het lichaam op de voeten
gemakkelijker te kunnen visualiseren
kunt u de volgende oefening doen:
Vraag aan iemand een paar voeten beschikbaar te stellen. Kijk eerst naar de
zolen van de beide voeten, die naast elkaar staan en elkaar raken. Stel u voor
dat u de romp van een lichaam van de
voorkant bekijkt. U kunt van voren de
ruggegraat niet zien, maar u weet dat hij
er is en het lichaam in tweeën deelt. De
ruggegraat zou zich 'tussen' de beide
voeten moeten bevinden om in uw beeld
te passen. Maar elke voet vertegenwoordigt een helft van het lichaam (rechtervoet = rechterzijde, linkervoet = lin-
kerzijde) en dus wordt de ruggegraat
zelf in tweeën gedeeld, waarbij elke voet
een ruggemergszone heeft langs de binnenkant.

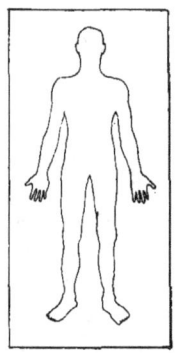
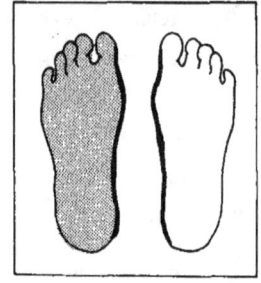
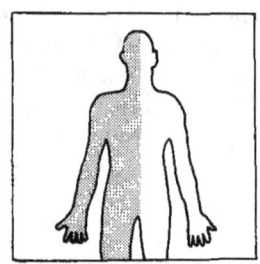
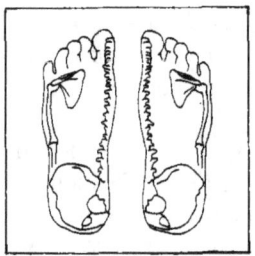

Het hoofd is het hoogste deel van het
lichaam. Visualiseer het op de romp
waar de grote tenen zitten. Elke grote
teen vertegenwoordigt de helft van
hoofd en hals. De bal van de teen is het
hoofd zelf, de teen als zodanig is de hals.
Beschouw elke kleine teen als een plakje
van hoofd en hals. De rand aan de inplanting van de tenen komt overeen met
de bovenkant van de romp, de schouderlijn. De schoudergewrichten liggen aan
de buitenkant, onder de kleine teen, in
de bal van elke voet.

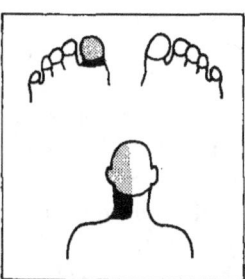

Om de plaats van de streek van de zonnevlecht op de voeten te bepalen,
zoeken we eerst ons eigen borstbeen op.
Dat is het bot midden in de borst, dat
beide helften van de ribbenkast ver-
bindt. Aan het onderuiteinde van het

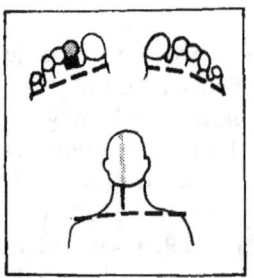

borstbeen is het middenrif bevestigd.
Voeg het bot toe aan uw beeld van de
romp op de beide voeten. De middenriflijn dient te verlopen onder de streek
waarin de bal van elke voet ligt.

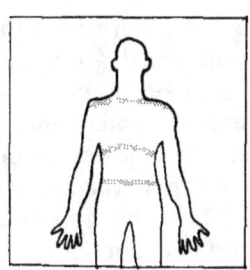

Aan de buitenkant van de voet, ongeveer halverwege, bevindt zich een uit-
steeksel. Dat is het vijfde middenvoetsbeentje. Als we rondom de voet ter
hoogte van dit botje een lijn trekken,
krijgen we een goed beeld van de taillelijn. Onder deze lijn bevinden zich lichaamsdelen als lendenen, heupen en
ingewanden. Op de voeten zijn de reflexen die met deze evenals met alle overige lichaamsdelen onder de taillelijn
corresponderen, onder deze lijn gelegen.

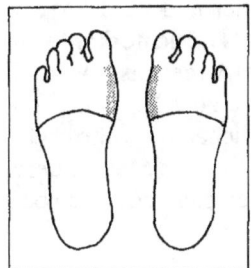

Kijk vervolgens naar de bovenkant van
uw eigen voeten, die naast elkaar op de
grond staan. Stel u de achterkant van
een lichaamsromp voor, die erop geprojecteerd wordt. De ruggegraat loopt nu
uiteraard langs de binnenkant van elke
voet. De achterkant van het hoofd wordt
vertegenwoordigd door de beide grote
tenen. En de schouderlijn loopt langs de
basis van de tenen. Trek nu de
middenriflijn van de zolen van elke voet
door over de bovenkanten. Doe hetzelfde met de taillelijn bij het vijfde middenvoetsbeentje. Zo ontstaan er belangrijke grenzen, die u behulpzaam zijn bij
het juiste lokaliseren van de overige lichaamsdelen binnen deze richtlijnen.

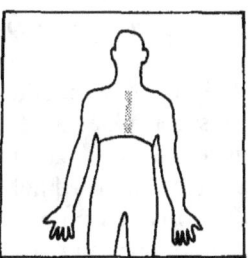

Zo wordt bijvoorbeeld de streek van de
rug tussen de onderkant van de schouderbladen en de bovenkant van de
schouders begrensd door de middenriflijn onder en de schouderlijn boven.
Alle lichaamsdelen die zich in dit gebied
van de romp bevinden, zullen op de voeten reflexen hebben tussen deze beide
lijnen.

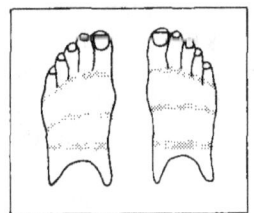

Het bekken is aan de ruggegraat bevestigd; het is gebogen en vormt zo een
gebied met diepte (zoals u aan uw eigen
lichaam kunt waarnemen). Zo kan ook
op de voeten het gebied dat heup en

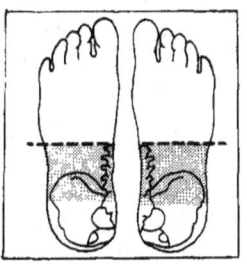

bekken vertegenwoordigt als driedimensionaal worden gezien. Dit gebied ligt in een kromming om de voet en beslaat de onderkant van de enkels, de enkelbotten zelf en de zijkanten en zolen van de voeten.

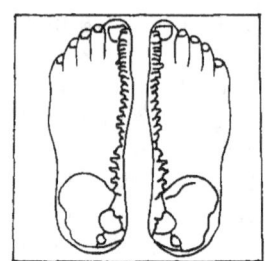

Al heeft het zojuist beschreven model zijn nut voor het bepalen van de lokatie van de voornaamste dwarszones, beschouw *niet* de voetzool *alleen* als de voorkant van het lichaam of de wreef van de voet *alleen* als de achterkant van het lichaam. Zowel wreef als voetzool vertegenwoordigen zowel voor- en achterkant van het lichaam als alle organen die ertussen liggen. Met andere woorden, de reflexen gaan door de voeten heen.

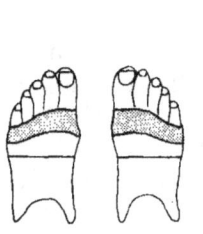
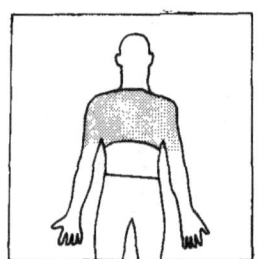

De inwendige organen

Wie in encyclopedie of leerboek wel eens een plaat heeft bekeken van het inwendige van het menselijk lichaam, zal geconstateerd hebben dat de inwendige organen op alle mogelijke manieren gerangschikt opeenliggen: over elkaar heen; achter, naast en tegen andere organen. De gebieden op de voeten die ermee corresponderen, zullen elkaar dus overlappen. Het is heel moeilijk dit accuraat weer te geven op een plattegrond of kaart van de voet. Het hart bijvoorbeeld ligt enigszins links van de middenlijn van het lichaam, maar voor een klein deel ook in de rechter lichaamshelft. Er moet dus op de rechtervoet een kleine plek voorkomen, die met dat deel overeenkomt.

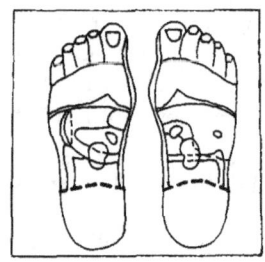
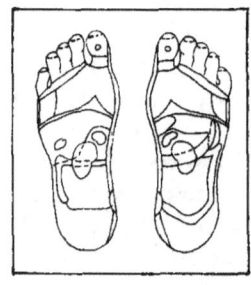

Het gaat erom dat beeld op de voet, een driedimensionale weergave van een driedimensionaal lichaam, vast te houden. De nierstreek op de kaart valt deels samen met andere streken, zoals de nieren over andere organen en lichaamsdelen liggen, zowel van voren als van achteren gezien. Denk eraan dat de

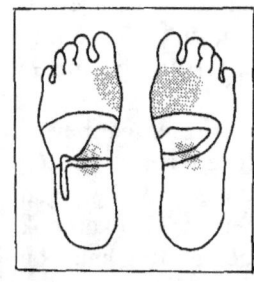

kaart bedoeld is voor het gemak en ter verduidelijking. Zodra u eenmaal een vast beeld hebt van het op de voeten geprojecteerde lichaam, zult u inzien dat u in feite te maken hebt met gebieden met meervoudige reflexen door het grootste deel van de romp.

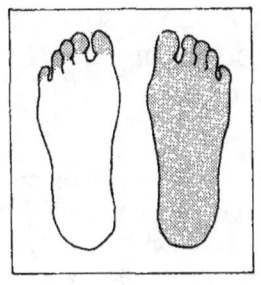

Uitzondering

In beginsel gaan we ervan uit, dat binnen deze concepties van zones de rechtervoet de rechterkant van het lichaam vertegenwoordigt, de linkervoet de linkerkant van het lichaam. Er is evenwel een belangrijke uitzondering. Wat het centrale zenuwstelsel betreft beheerst de rechterhersenhelft de linkerkant van het lichaam en omgekeerd. Bij ziekten of klachten in verband met hersenen of centraal zenuwstelsel (beroerte, verlamming en dergelijke), stelt u zich het betrokken gebied op de voet dan ook voor tegenovergesteld aan het trauma of letsel.

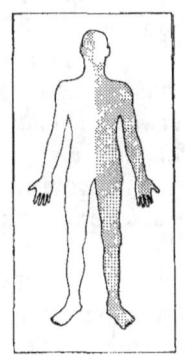

Richtlijnen

De middenlijn verwijst naar de lijn die het lichaam van boven naar beneden in tweeën deelt. Deze lijn wordt aangegeven door het scheiden van de voeten. Naderen van de middenlijn komt overeen met een beweging naar de binnenkant van de voeten (de voetboog). Zich verwijderen van de middenlijn duidt op een beweging naar de buitenkant van de voeten.

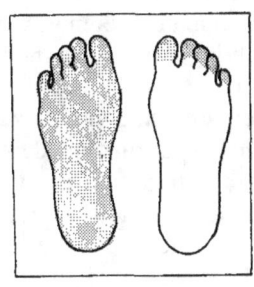

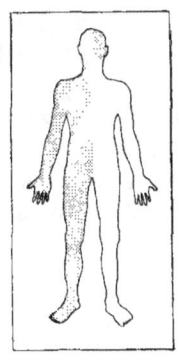

Toepassing van de zonetheorie in de reflexologie

Algemeen wordt aangenomen dat handen en voeten de enige gebieden zijn, waarop de technieken van de reflexologie met succes kunnen worden toegepast. In feite gaat een reflex door de hele zone in het lichaam. Het gaat erom het zonestelsel goed te doorzien, want dat kan de onverwachte relaties binnen de zones toelichten. Het is een waardevolle uitbreiding van het gebruikelijke repertoire van technieken en hun toepassingen.

Een uitstekend voorbeeld van de ongewone relaties die binnen het zonestelsel voor de dag komen, is de relatie tussen ogen en nieren. Omdat beide in dezelfde zones liggen, heeft het bewerken van de niergebieden in de voeten in veel gevallen verlichting van oogaandoeningen opgeleverd.

Praktische toepassing van de zonetheorie houdt in het gebruik van de zones om aan de voet een gebied te ontdekken, dat pijn of letsel elders in het lichaam vertegenwoordigt en het benutten van een stelsel dat we 'verwijzingsgebieden' noemen. Soms, als bijvoorbeeld een medische diagnose niet mogelijk is gebleken, kan een vage pijn ergens in het lichaam met behulp de zones herleid worden naar een *bepaald* gebied aan de voet. Deze pijn kan dan bewerkt worden door speciaal dat gebied van de voet aandacht te geven.

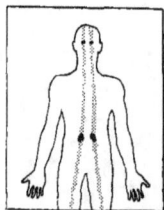

Een geval uit de praktijk:

Een van onze cliënten moest hals over kop met haar dochter naar het ziekenhuis. Toen ze er binnenkwamen had het meisje stekende pijn in de onderbuik. Er was niet dadelijk hulp beschikbaar en ze moesten ten slotte twee uren op een arts wachten. Al die tijd werd er niets voor de dochter gedaan, ze kreeg niet eens een pijnstillend middel. De moeder trok het meisje dan ook de schoenen uit en begon naar beste weten haar voeten te masseren. Met behulp van de zonetheorie om de overeenkomstige streek op de voet te bepalen wist ze haar dochter enige verlichting te geven. De pijn werd met succes verdoofd tot er een arts beschikbaar was. In de loop van die dag werd de appendix van het meisje verwijderd.

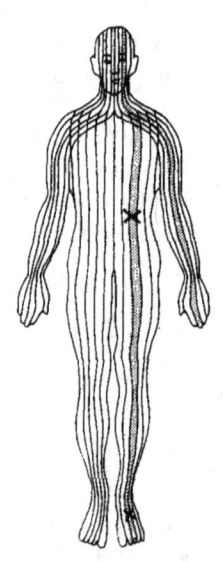

Bekijk de illustratie voor een praktijkoefening. Op de plek die met 'ｘ' is aangegeven is bijvoorbeeld pijn of letsel aanwezig. Door de bijbehorende zone tot in de voet te volgen zoeken we de gevoeligheid die ook daar bestaat. Daar het grondbeginsel van de reflexologie is, dat er afzetting zal optreden in die zone van de voet als gevolg van stress of letsel bij de plek 'ｘ', verschaffen de zone-relaties richtlijnen voor het nauwkeuriger lokaliseren van pijn. Door deze informatiebron in samenhang met de laterale zones op de voet te benutten (zie blz. 13) is de reflexoloog in staat zijn inspanning op bepaalde doelgebieden te concentreren om de pijn te verlichten.

Verwijzingsgebieden

Een lichaamsdeel met letsel of een aandoening mag nooit bewerkt worden. We doelen hier op bijvoorbeeld spataders, aderontsteking, verstuikte enkel of letsel aan ledematen of gewrichten. De reflexologie en de zonetheorie stellen ons in staat vervangende lichaamsdelen in dezelfde zones te kiezen en die te bewerken. Dit systeem wordt dat van de 'verwijzingsgebieden' genoemd. Verwijzingsgebieden zijn verschillende lichaamsdelen, die via de zones met elkaar in relatie staan. Ze zijn van grote waarde op grond van wat ze ons zeggen over dat, wat er in de zones plaatsvindt. Ze bieden ook uitstekende gebieden voor zelfhulp thuis, zodat de cliënt tussen de behandelingen door het werk van de reflexoloog kan aanvullen. Als een bepaald gebied geheel vermeden moet worden (wegens letsel) is het verwijzingsgebied het alternatief voor het bewerken van de zone.

Het vaststellen hoe de ledematen precies met elkaar in relatie staan via de zones is in feite heel eenvoudig. Elke relatie is gespecialiseerd. Vergelijk bijvoorbeeld uw rechterarm en -been met de illustratie. In de zonetheorie is de arm een weerspiegeling van het been. De hand komt overeen met de voet, de pols met de enkel enzovoort. Als een bepaald deel van de arm letsel heeft opgelopen, kan het overeenkomstige deel van het been worden bewerkt (en omgekeerd). Veel voorkomende klachten als

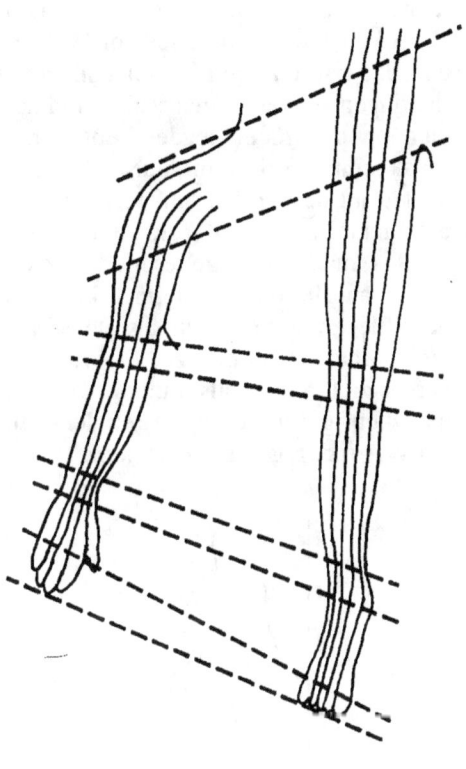

schouder	–	heup
bovenarm	–	dij
elleboog	–	knie
onderarm	–	kuit
pols	–	enkel
hand	–	voet
vingers	–	tenen

aderontsteking en spataders in de benen kunnen verholpen worden door dezelfde algemene gebieden in de armen te bewerken.

Oefen het gebruiken van de verwijzingsgebieden. Begin met het afpalen van de zones om u te oriënteren. Leg uw handpalmen op uw knieën. Nummer de zones, beginnend met duim en grote teen (zone 1), wijsvinger en tweede teen (zone 2), enzovoort. Het beeld dat u krijgt kan een tikkeltje gestoord lijken, doordat arm en been in 'verschillende' richtingen buigen. Toen u de handpalmen op de knieën legde, hebt u het spaakbeen van de arm gedraaid. Wanneer u nu de handen omkeert, met de palm naar boven, zult u zien dat de arm recht is, maar dat de zones niet meer op elkaar aansluiten. De duim lijkt nu in dezelfde zone te liggen als de *kleine* teen. Maar dat is niet zo. Gebruik dit perspectief alleen als hulpmiddel om nauwkeuriger het te bewerken deel van het verwijzingsgebied te zoeken.

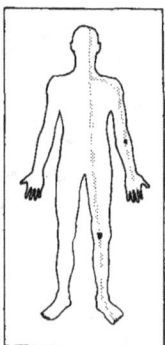

Bekijk de illustratie. Waar zou u aan de slag gaan als er letsel is aan de binnenkant van de linkerknie? In welke zone ligt ze? Omdat ze op een lijn ligt met de tweede teen, zullen we de zone 'zone 2' noemen. Houd uw linkerhandpalm naar boven. Begin met de wijsvinger en spoor zone 2 op tot aan de elleboog. Dit is dan het verwijzingsgebied voor dat bepaalde knieletsel. Als u daar werkelijk letsel had, zou u waarschijnlijk overgevoelig-

heid constateren in het verwijzingsgebied van de elleboog.

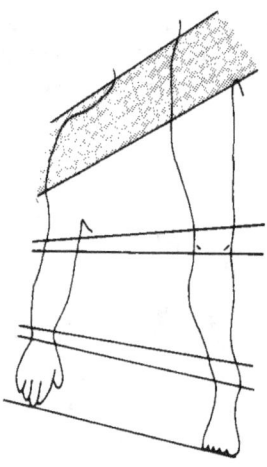

Op deze manier kunnen ook andere verwijzingsgebieden worden gelokaliseerd. Ga na in welke zone(s) letsel is ontstaan en spoor het eenvoudig op tot aan het verwijzingsgebied. Veelal zal gevoeligheid in het verwijzingsgebied u het zoeken vergemakkelijken. Als u de handpalm naar boven houdt, ziet u, hoe ongerijmd het mag schijnen, dat het vlezig deel van de onderarm verwijzingsgebied is voor het vlezig deel van de kuit aan het been. Het benig deel van de onderarm komt overeen met de scheen. Hetzelfde geldt voor bovenarm en dij, waarbij de voorkant van de dij correspondeert met de triceps (achterkant) van de arm.

Het belang van verwijzingsgebieden kan nauwelijks overschat worden. Deze gebieden kunnen inzicht geven in gebieden met klachten door de relaties te tonen met gebieden in dezelfde zones(s), die ten grondslag kunnen liggen aan een klacht. We nemen schouderklachten als voorbeeld. Daar de schouder in dezelfde zone ligt als de heup, zouden heupklachten de schouderklachten kunnen verergeren. Verwijzingsgebieden geven

20

een extra manier aan waarop het lichaam als een geheel functioneert.

De looptechnieken van vinger en duim (zie blz. 26, 27) kunnen worden toegepast voor het bewerken van verwijzingsgebieden op het lichaam. Veelal is het zich laten verplaatsen van alle vier vingers naast elkaar door een gebied heel doelmatig. Denk er bij het bewerken van een verwijzingsgebied aan knie of elleboog aan, dat de reflexen er dwars doorheen gaan. In plaats van een poging te doen de benige kant (knieschijf of elleboogbot) te bewerken, zoekt u het corresponderend gebied in de zachte vlezige bocht van het gewricht.

Praktijkgeval

Een vriendin van ons, een fysiotherapeute, kreeg grote belangstelling voor verwijzingsgebieden, nadat we haar aan haar eigen lichaam een dergelijk gebied hadden aangetoond. Ze was enkele maanden tevoren flink door een hond gebeten en de spier was beschadigd. Ze liet Kevin de wond aan haar been zien. Hij 'verwees' dadelijk naar het overeenkomstige deel van haar arm en begon te tasten, op zoek naar een gevoelige plek. Die vond hij. Er zat aan haar arm een duidelijk verwijzingsgebied, dat opvallend gevoelig was bij aanraking!

Waardoor werkt reflexologie?

Al weten we dat zonetheorie en reflexologie werken, het feitelijk erbij betrokken mechanisme, dat wil zeggen waarom er tien zones in het lichaam zijn die zo en niet anders zijn gerangschikt, is nog niet geheel duidelijk. Het zou van neurologische aard kunnen zijn, het zou te maken kunnen hebben met 'energiebanen' die gewoonlijk niet als normale pathologie beschouwd worden; het zou

in verband kunnen staan met de bloedsomloop – wat het antwoord ook zij, voortgezette research en de voortdurende ontwikkeling van de reflexologie zullen ons helpen het te vinden. Waarover we *wel* kunnen praten zijn de *resultaten*, de waarneembare uitwerking van toegepaste reflexologie op de voet.

De grootste eerzucht van elke reflexoloog is misschien wel bij elke cliënt de gevolgen van stress (en de ermee gepaard gaande kalkafzetting in de voet) te kunnen wegnemen. We kunnen stress in dit verband opvatten als een bepaalde invloed, die inbreuk maakt op het vermogen van het lichaam de homeostase (evenwichtstoestand) te handhaven. En waardoor werkt de reflexologie dan? Laten we eerst nagaan wat stress feitelijk is.

Stress – meer dan een gevoel

Stress en spanning zijn allang geen termen meer die slechts betrekking hebben op de bedrijfsdirecteur in de bestuurskamer. De stewardess die de passagiers bedient, staat aan meer stress bloot dan de piloot die het toestel vliegt. Ieder van ons, jong of oud, stedeling of plattelander, leeft met stress.

Als voorbeeld een geval van uitzonderlijke stress: de dreiging van lichamelijk letsel. Een primitief systeem, de 'vecht of vlucht'-reactie, neemt de leiding over. Ogenblikkelijk bereidt het lichaam zich voor op slag leveren of wegrennen. Er worden hormonen afgegeven. Het bekendste hormoon, adrenaline, stimuleert de hartwerking en verhoogt de bloeddruk. Adrenaline maakt ook brandstof vrij in de vorm van glucose of opgeslagen bloedsuiker. Er wordt extra bloed naar de spieren gestuurd, de luchtwegen worden wijder, er wordt een gevoel van opwinding opgewekt. Daar andere lichaamsfuncties als spijsvertering en uitscheiding nu geen hoge prioriteit hebben, bewerkt de adrenaline ook samentrekking van bloedvaten, waardoor de bloedtoevoer naar deze gebieden wordt verminderd. Zodra de dreiging verdwijnt, wordt de bloedtoevoer weer normaal en hervindt het lichaam de homeostase.

Het lichaam gebruikt adrenaline om opgewassen te zijn tegen allerlei soorten stress. Uiteraard kunnen vormen van stress in het dagelijks leven niet opgelost worden met een wapen of een paar spikes, zodat het lichaam veelal gespannen blijft en de homeostase niet kan hervinden. Als het lichaam blootgesteld wordt aan regelmatige doses stress over een langdurige periode (wat doorgaans het geval is), is de uitwerking cumulatief en wordt het steeds moeilijker de homeostase te herkrijgen. Hierin ligt, zoals onderzoek leert, 80 tot 90 procent van alle ziekte. Het lichaam kan het eenvoudig niet aan.

Hart- en vaatstelsel en spijsverteringsstelsel zijn duidelijke kandidaten voor de schadelijke gevolgen van stress (namelijk te hoge bloeddruk, maagzweren, indigestie, enzovoort). Stress kan ook verband houden met infectieziekten. Terwijl het lichaam strijd levert tegen de gevolgen van nog aanwezige stress, kan het geen doeltreffende afweer opbouwen tegen binnendringende organismen. Er ontstaat een vicieuze cirkel. Er treedt stress op en het lichaam reageert. De problemen blijven onopgelost en de aanwezige spanning handhaaft zich, met de gevolgen van dien.

Wat is de oplossing? Het punt is niet dat we met stress te maken krijgen, maar eerder hoe we met die stress omgaan. Hoe helpen we het lichaam van zijn stress af, zodat het tot homeostase kan terugkeren?

De reflexoloog is in staat de gevolgen van stress teniet te doen en het lichaam de kans te geven zijn homeostase te hervinden. Bewerken van de voet veroorzaakt een reflexbeweging in een overeenkomstig deel van het lichaam. Deze beweging dient slechts om de spanning op te lossen, samentrekking van vaten te verminderen en het bloed onbelemmerde doorgang te verschaffen. Het lichaam kan zich dan ongehinderd door de gevolgen van stress herstellen. Zuurstof en voedingsstoffen kunnen de gebieden waar ze nodig zijn, weer bereiken. Er treedt herstel op. De verbeterde bloedsomloop kan de stagnatie voorkomen, die ziekte kan veroorzaken. Net als een niet drooggelegd moeras levert een slechte bloedsomloop een aantal verschillende klachten op.

Als de bloeddruk (de druk waaronder het hart bloed in de grote slagaders pompt) te hoog blijft, treden er ook andere klachten op. Een van de grootste problemen is arteriosclerose ofwel verharding van de slagaders ('aderverkalking'). Verhoogde druk binnen de slagaders veroorzaakt velerlei klachten. Hart, hersenen of nieren zijn primaire doelgebieden. De verhoogde druk drijft materiaal in de wanden van de slagaders, dit materiaal hoopt zich op en vormt een afzetting op de binnenwanden. De bloedsomloop wordt belemmerd, wat de nier een sein geeft een bepaald hormoon af te scheiden, dat de bloeddruk nog meer verhoogt. Er is een vicieuze cirkel ontstaan.

Hoe worden andere organen beïnvloed? Verminderde bloedtoevoer naar organen kan zuurstof en voedingsstoffen op weg naar de cellen tegenhouden. Zonder zuurstof sterft de cel. Zonder de juiste voedingsstoffen blijft de cel in gebreke doeltreffend te functioneren. De klieren en organen beginnen ook slecht te functioneren en verliezen hun evenwicht-herstellend vermogen. Afhankelijk van de *overige* omstandigheden kunnen ze te sterk of te zwak reageren.

Een goed voorbeeld van het evenwicht-herstellend optreden van het lichaam is de alvleesklier. Een van haar taken is het handhaven van het glucose- of bloedsuikerpeil. Zij doet dat door middel van haar hormoon, insuline, dat de lichaamscellen aanzet glucose uit het bloed op te nemen. Zonder insuline wordt de glucose niet benut en verkeerd opgeslagen. De glucose hoopt zich dan in het bloed op en veroorzaakt de gevaarlijke ziekte die diabetes heet. Wordt er een overmaat aan insuline geproduceerd, dan treedt het tegenovergestelde verschijnsel op. Wanneer de insuline glucose uit het bloed weghaalt door toegenomen verbranding, wordt de opslag van glucose in de vorm van glycogeen verhoogd ten koste van het bloed. Een laag bloedsuikergehalte of hypoglycaemie (hypo = onder) is het gevolg. Het evenwicht-herstellend optreden is gestoord. Klieren en organen zijn op evenwicht aangewezen. De bloedsomloop voert de benodigde elementen aan.

De reflexologie is gericht op herstel van het verloren gegane evenwicht. Dit wordt bereikt via stimuleren van de reflexen in de voeten om ontspanning in het overeenkomstige lichaamsdeel te bewerken. De verbeterde bloedsomloop voert de benodigde elementen aan tot herstel en egalisatie van het milieu. Klieren en organen hervinden op hun beurt hun evenwicht. De keten is gesloten.

Beweren dat het eenvoudig is, zou misleidend zijn. De reflexologie werkt op het lichaam in om het vrij te maken voor het verrichten van zijn ingewikkelde taak zijn vele functies te blijven vervullen.

Blokkeringen van de zones

De voet geeft, als een spiegelbeeld van het lichaam, alle stoornissen in het lichaamsevenwicht weer in de vorm van blokkeringen van de zones. Een blokkering wordt gedefinieerd als een fysieke obstructie van een zone. Specifieke klachten aan een voet zelf kan ook blokkering veroorzaken. Maar door het verstoren van de homeostase kan er zich stress ophopen, als er niets tegen gedaan wordt. Gebeurt dat eenmaal, dan kan er blokkering van een of meer zones optreden in delen van het lichaam die het meest kwetsbaar zijn. Die lichaamsdelen variëren van mens tot mens. Wat niet varieert is het feit dat stress waartegen niets wordt gedaan, klachten zal veroorzaken.

De voeten brengen de rest van het lichaam automatisch in harmonie. Bewegingen van de voeten stimuleren het hele lichaam. Jammer genoeg worden de voeten door ons schoeisel (dat dit stimuleren bemoeilijkt) belemmerd in hun pogingen hun werk te doen. De reflexologie brengt het lichaam opnieuw in harmonie door toepassing van wisselende druk op alle delen van de voet. Deze heeft een overeenkomende uitwerking op de zones door het hele lichaam. Een constante directe druk heeft evenwel een verdovend effect op de overeenkomende zones.

Over een lange tijdsperiode kan toepassing van constante directe druk schadelijk zijn. Een gebied kan erdoor verdoofd raken en daardoor hypoactief (beneden normaal) worden. De bloedsomloop wordt trager. En dan begint er zich materiaal af te zetten, dat de blokkeringen veroorzaakt en de klachten verergert. Dat kan zelfs een tegenovergestelde uitwerking op de hele zone hebben.

Deze symptomatische weerspiegeling van onevenwichtigheid in de zones treedt aan de dag als interne of externe vormen van blokkering. Interne blokkeringen zijn doorgaans verkalking of ophoping van lymfvloeistof. Het zijn afzettingen onder de oppervlakte van de huid. Omdat er steeds calcium aanwezig is in het bloed (ongeveer 1% van het calcium in het lichaam is doorlopend in beweging in de bloedstroom), is het steeds beschikbaar voor afzetting. Spanning en stress lijken afzetting in de hand te werken. Vooral de voeten staan bloot aan calciumafzetting, omdat ze zich onder (zwaartekracht) in alle bloedsomloops- en uitscheidingsstelsels bevinden. Ook staan ze onder constante fysieke druk. De afzettingen in de voeten zijn doorgaans pijnlijk bij aanraking, daar ze op spieren en zenuwen drukken. Ze kunnen bijzonder groot en erg hard zijn. Lymfvloeistoffen in het lichaam worden getransporteerd door mechanische beweging (zoals ademhaling, spierwerking) (zie blz. 107). Bij toenemende spanning in een zone kan deze lymfvloeistof zich ophopen en klachten in die zone veroorzaken. Holten vol lymfvloeistof in de voeten kunnen ook uitzonderlijk groot worden.

Externe blokkeringen treden aan de oppervlakte van de huid op. Likdoorns en eelt zijn goede voorbeelden van overtollig materiaal, ontstaan ten gevolge van druk, wrijving of herhaalde verwondingen. Zij blokkeren zones vrijwel zoals interne blokkeringen dat doen. Likdoorns op de tenen bijvoorbeeld kunnen te maken hebben met klachten in nek en schouders. Eelt op de bal van de voet kan vele zones en organen, de longen bijvoorbeeld, negatief beïnvloeden.

Er komen moeilijke vragen op. Komt blokkering van een zone door een likdoorn of eelt als klacht voort uit het lichaam en wordt die klacht eenvoudig weerspiegeld in de voeten? Zou bij schouderletsel bijvoorbeeld een compenserende verandering van houding en evenwicht nieuwe druk op delen van de voet veroorzaken? Het is inderdaad een kwestie van 'de kip of het ei'. In elk geval zijn likdoorns en eelt externe blokkeringen die de totale zones waarin ze voorkomen aantasten.

Het is duidelijk dat de voetaandoeningen aanzienlijke problemen kunnen opleveren voor de overige lichaamsdelen. Eeltknobbels aan de voeten worden dikwijls in verband gebracht met klachten in nek en schouders. Ingegroeide teennagels oefenen rechtstreeks druk uit op de gebieden in de tenen die overeenkomen met de hoofdstreek. De nagels kunnen te dik worden of abnormaal uitgroeien. Veelvuldige hoofdpijnen, oog/oor-problemen, beroerte en ouderdomsseniliteit staan alle potentieel in verband met de teennagels. Daaruit blijkt wel hoe belangrijk een goede verzorging van de nagels is.

Nog een laatste opmerking. Bij specifieke voetklachten zoals likdoorns, eeltvorming en ingegroeide nagels kan het nodig zijn advies en behandeling van een pedicure te vragen. Aarzel als reflexoloog nooit dit aan uw cliënten voor te stellen, als de omstandigheden dat vergen.

De wisselwerking tussen lichaam en lichaamsdelen is een heel mooi en ingewikkeld proces. De relatie tussen de voeten en de rest van het lichaam draait kennelijk om een aantal factoren. Blokkeringen van de zones en algemene voetklachten hebben, naar blijkt, vergaande en voorspelbare invloed op de algehele lichamelijke gezondheid. In de volgende bladzijden van dit boek zullen we nauwkeurig onderzoeken en illustreren wat het is, dat reflexologen doen om bij deze klachten tussenbeide te komen. De geboden informatie is bestemd voor ieder die handen en voeten heeft!

2. Technieken

De in dit hoofdstuk beschreven technieken zijn ontworpen met een tweeledig doel voor ogen: doelmatigheid en doeltreffendheid. Binnen de reflexologie is doelmatigheid het bestrijken van een gebied met de geringste mate van inspanning. Doeltreffend zijn betekent in elk gebied het gestelde doel bereiken.

De drie grondtechnieken zijn: de *duim laten lopen*, de *vinger laten lopen* en *met de duim haken*. Met goede duimbewegingen bewerkt men grote gebieden doelmatig. *Laten lopen van de vinger* is een fijn afgestemde techniek voor de bovenkant en de zijkanten van de voeten. *Met de duim haken* richt zich op specifieke moeilijk te bereiken gebieden.

De drie bewegingen vormen in combinatie met de hefboomtechniek en het op de juiste manier vasthouden van de voet de basis van de technieken die in de voetreflexologie worden toegepast.

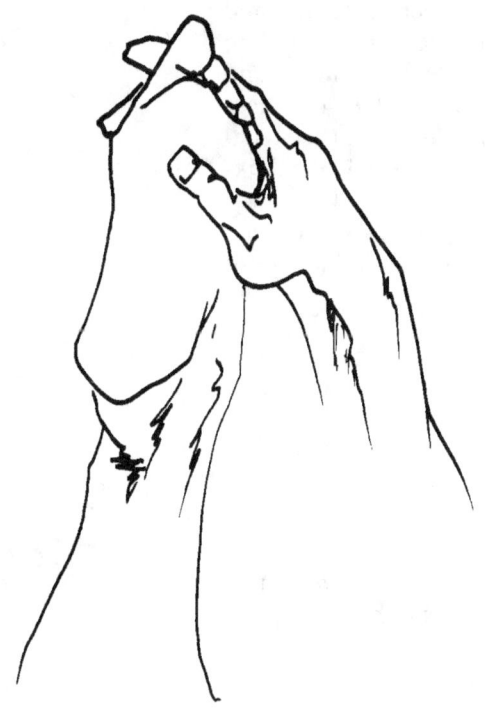

Vasthouden van de voet

Het op de juiste manier vasthouden van de voet draagt bij tot de algemene doeltreffendheid en doelmatigheid van de drie basistechnieken. Goed vasthouden vergemakkelijkt het laten lopen van duim of vingers, want het doel wordt erdoor gestabiliseerd en het weefsel wordt dunner, waardoor de reflexpunten bereikbaar worden. De hand die bij al deze technieken verantwoordelijk is voor het vasthouden van de voet, zal hierna de 'vaste hand' worden genoemd. Uitvoerige informatie omtrent de techniek van het vasthouden wordt gegeven binnen de afzonderlijke paragrafen over technieken. In het algemeen is een stilstaand doel gemakkelijker te raken dan een bewegend doel. Ook in de reflexologie kan een stilliggende voet het doeltreffendst worden bewerkt. De ene hand is daarbij de 'werkende' hand, de andere de 'vaste' hand. De werkende hand voert *het laten lopen van duim en vinger* en het *met de duim haken* uit. Elke techniek heeft haar eigen speciale moeilijkheden met het vasthouden. U moet u dan ook rekenschap geven van de manier waarop de vaste hand bijdraagt tot de effectiviteit.

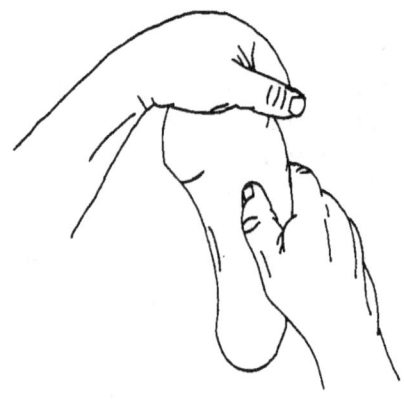

De techniek van de lopende duim

De techniek van de *lopende duim* berust op een heel eenvoudig principe: het buigen van het eerste lid van de duim. Doe de volgende oefening: houd de duim vast onder het eerste lid (zoals afgebeeld). Dit belet het tweede lid mee te buigen. Buig het eerste lid. Doe dit een aantal keren. Oefen ook met de andere duim.

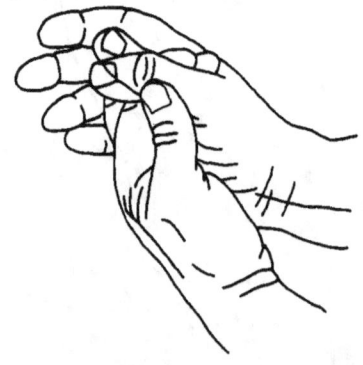

Terwijl u blijft vasthouden, zet u de buitenrand van de duim op uw been. Buig de duim enkele malen. Schenk in dit stadium nog geen aandacht aan uitoefenen van druk, of aan wat de vingers doen.

De volgende stap is de duim werkelijk vooruit laten lopen. Blijf uw duim vasthouden. Gebruik de buitenrand. Buig de duim, zo dat hij een beetje kantelt van de punt naar de nagelriem van de duim. Het is geen beweging met een groot bereik; dat moet het ook niet zijn. Haal de vaste hand weg. Tracht de duim te laten lopen. Buigt u alleen het eerste gewricht? Duw de duim niet naar voren. Buigen en strekken is het enige middel waarmee u voorwaarts beweegt.

Op dit punt in onze bespreking van de techniek komt er een belangrijk aspect van de doelmatigheid naar voren. In feite wordt de werkelijke kracht in de reflexologie geleverd door toepassing van *hefboomwerking*. **Bij de techniek van de** *lopende duim* **wordt hefboomwerking verkregen door de vier vingers tegenover de duim te gebruiken.**

Voor het oefenen van de hefboomtechniek zet u de vier vingers van de werkende hand op de andere onderarm (als afgebeeld). Houd vingers en hand in de afgebeelde positie. Laat de pols van de werkende hand zakken. U trekt en houdt vast met de vier vingers, terwijl de duim in de onderarm wordt gedrukt. Handhaaf deze positie met de pols omlaag en laat de duim lopen. Let op de toegenomen druk die nu door de duim wordt uitgeoefend. De hefboomwerking van de vingers en de stand van de pols regelen de kracht van de duim. De hefboomregel voor het laten lopen van de duim luidt dan ook: **Pols opheffen – druk verlagen. Pols laten zakken – druk verhogen.**

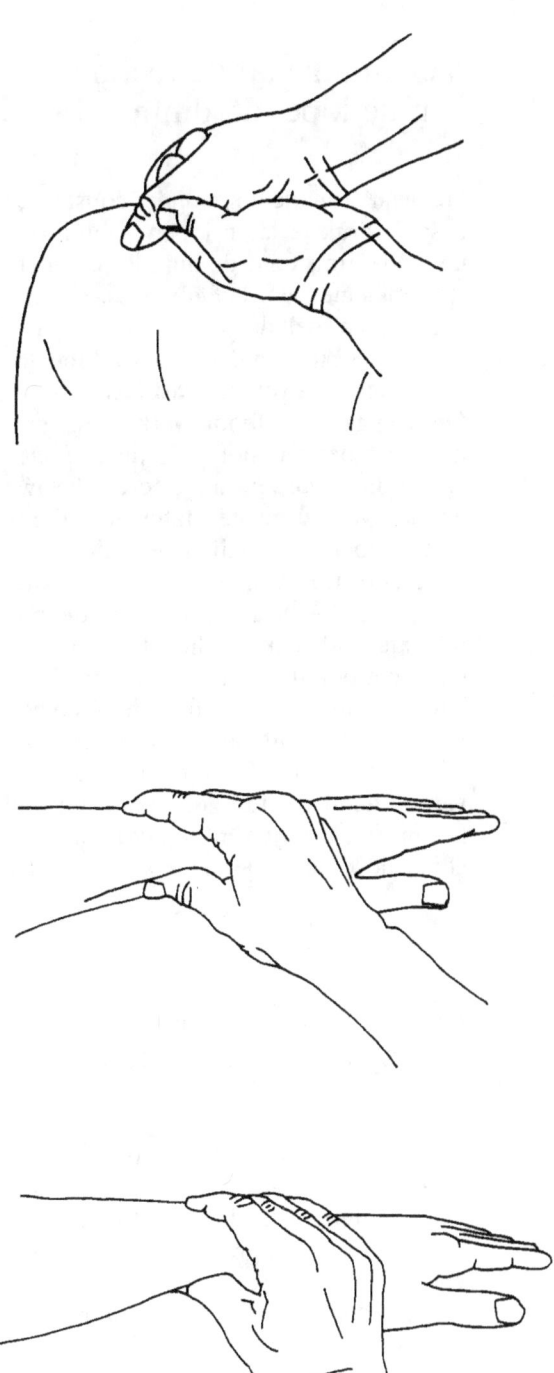

Verfijning van de techniek van de lopende duim

Het gaat erom de duim onder constante gestage druk te laten lopen. Oefen op uw onderarm. Laat de duim lopen met steeds kleiner wordende pasjes. Oefen zolang tot u voelt dat de druk constant is. **U mag niet bij elk buigen van de duim de druk voelen als vast-los-vast-los.**
Om een goede hefboomwerking te verkrijgen moet ten slotte de juiste *hoek* van de duim worden aangeleerd. Leg uw handen voor u op een tafel of andere platte oppervlakte. Kijk hoe de duim op de tafel rust. Laat hem in deze ontspannen positie lopen. De buitenkant die nu het tafelblad raakt, is het deel van de duim dat ook de voet moet raken. Het kan omschreven worden als het gebied van de buitenkant van de nagelriem tot de top van de duim. Door dit gedeelte van de duim goed te gebruiken trekt u het meeste profijt van de door uw vingers geleverde hefboomwerking.

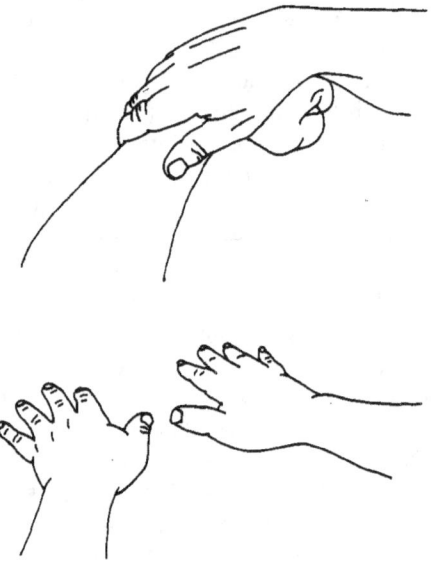

Lopen van de duim toegepast op de voeten

We gaan nu op de voeten toepassen wat we geleerd hebben. De techniek van de lopende duim is heel doeltreffend voor het bestrijken van grote gebieden op de voetzolen. Er zit nogal wat weefsel tussen uw duim en de reflexpunten. De vaste hand wordt dan ook gebruikt voor het vasthouden van de voet, om het weefsel dunner te maken en om de duim in staat te stellen de nodige gebieden te bewerken. Doorgaans betekent dit, dat de tenen met de vaste hand teruggebogen worden.
Pak met uw vaste hand de tenen van een ander beet. Buig ze iets achterover

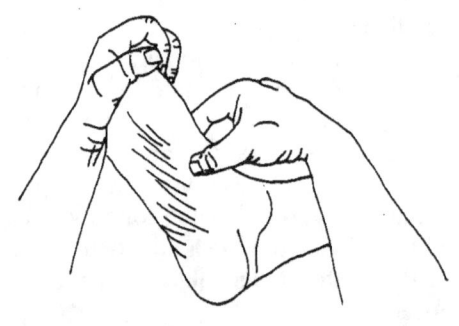

(zoals afgebeeld onderaan de vorige bladzijde). Zoek met uw werkende hand de pees. Vermijd die op dit moment. Oefen nu het laten lopen van de duim op de voetzool. Past u constante gestage druk toe? Denk eraan: de duim beweegt zich *altijd* vooruit, *nooit* achteruit of zijwaarts.

Let erop wat uw vingers doen, terwijl uw duim over de voetzool loopt. Voor de hefboomwerking moeten de vingers in een stevige maar natuurlijke stand staan. Zodra de duim begint weg te lopen van deze natuurlijke handstand, wordt de hand gestrekt en gaat de hefboomwerking verloren. De vingers moeten dan ook telkens verplaatst worden om de benodigde hefboomwerking te handhaven. O ja, de vier vingers werken als een eenheid en moeten bijeengehouden worden. Zodra de vingers gespreid worden, gaat er iets van de effectiviteit verloren. En tilt u een of meer vingers op van de ondergrond, dan gaat er nog meer van de hefboomwerking verloren.

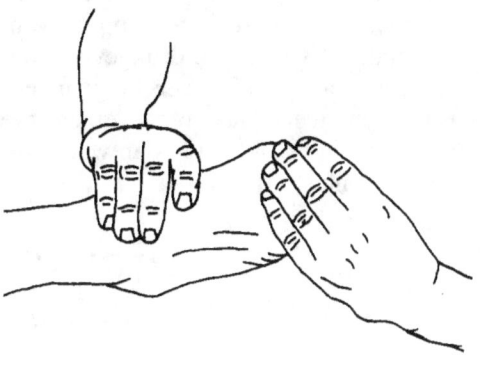

Het zal oefening vergen uw techniek te vervolmaken. Laat dit u niet ontmoedigen. Uw duim is bezig een geheel nieuwe vaardigheid aan te leren. Heb geduld en blijf oefenen.

Opheffen van storingen/ pijnlijke duimen/finesses van de hefboomkracht

Hebt u moeite met de techniek van het laten lopen van de duim of kunt u de hefboomkracht niet ten volle benutten, dan zullen diverse problemen rijzen. Het kan zijn dat u het juiste punt niet met goed gevolg bereikt. Het kan zijn dat u de duim te ver heen en terug laat gaan en met de duimnagel de voet raakt. En u kunt pijnlijke duimen krijgen.

Pijnlijke duimen zijn niet bij voorbaat een teken van een slechte techniek, want het kost tijd, eer de duim de nodige kracht bezit. Maar pijnlijke duimen kunnen wel duiden op zwakke punten in de techniek, die gemakkelijk verholpen kunnen worden door nog eens zorgvuldig naar de techniek te kijken. Probeert u bij elke beweging naar voren flinke druk uit te oefenen? Geen wonder dat uw duim pijn gaat doen. Test uw duimtechniek op uw onderarm of op die van een ander. Geeft u een drukgevoel van vast-los-vast-los? Hoe ver buigt u dat eerste gewricht? Gaat u zo ver dat de nagel de huid raakt, buig dan wat minder. (Zie illustratie.)

Neem uw duimtechniek nog eens onder de loep. Buig uw duim opnieuw vanaf het eerste gewricht. Oefen met het nemen van steeds kleiner wordende stapjes, tot u het met constante gestage druk kunt doen. Daarop kan niet genoeg nadruk worden gelegd. Gelukt het u niet met eenmaal of tweemaal oefenen, verlies dan de moed niet. Blijf het proberen. Dit is de basis van alle looptechnieken en u moet ze onder de knie krijgen. Houd de hoofdregel in gedachten, als u bezig bent met het verbeteren van uw techniek: **constante gestage druk samen met hefboomkracht zorgt ervoor dat u de punten met goed gevolg en doelmatig raakt.** Hebt u de indruk dat u dit soort druk *wel* uitoefent, terwijl u toch problemen blijft houden, evalueer dan uw toepassing van de hefboomkracht nog eens. We gaan nu de finesses bezien van de hefboomwerking. Hefboomwerking is in de eerste plaats wat de vingers doen om het lopen van de duim te helpen. Terwijl de duim loopt, moeten de vingers zich aanpassen aan de vorm van de voet. Daardoor kunt u de kracht van de hele vinger benutten. Zijn de vingers te sterk gekromd, dan benut u slechts de kracht van de vingertoppen.

De vier vingers moeten soepel bijeengehouden worden. Wanneer de vingers gespreid worden, gaat de hefboomwerking voor een deel verloren. De duimbuiging beïnvloedt ook de hefboomkracht. En zoals gezegd, wanneer we de zijkant van de duimtop gebruiken, krijgen we de meeste uitwerking hebbende stand tegenover de vingers, waarbij de natuurlijke kracht in hand en vingers wordt benut.

Elk van de bovengenoemde punten draagt bij aan de overige om tot een optimale effectiviteit van de hefboomwerking te komen. Wordt een van deze finesses verwaarloosd, dan gaat er iets van de uitwerking van de hefboomkracht verloren.

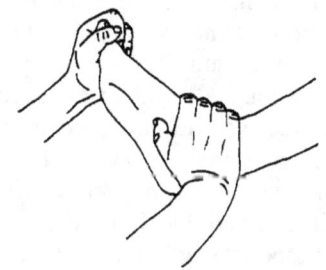

De techniek van de lopende vinger

De techniek van de *lopende vinger* berust op hetzelfde principe als die de duim: buigen van de vinger in het eerste gewricht. Houd de vinger vast onder het eerste gewricht (als in de illustratie). Buig het eerste gewricht.

De rug van de hand is een goed oefenterrein voor de *lopende vinger*. Oefen het buigen van het eerste gewricht van de wijsvinger, terwijl de top ervan op de rug van de hand staat. Gebruik de kant van de vingertop. De loopbeweging is een licht wiegen van de vingertop naar de onderkant van de vingernagel.

Bij de techniek van de *lopende vinger* wordt een goede hefboomwerking verkregen door het gebruik van de tegenover de vingers geplaatste duim. Voor

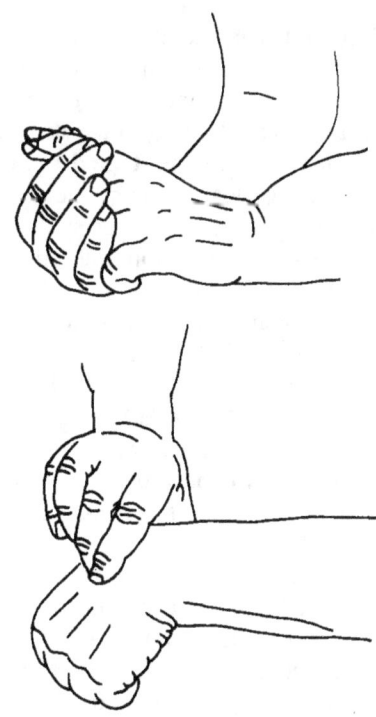

oefenen met toepassing van hefboomkracht worden de vier vingers van de
werkende hand op de andere onderarm
gezet (zoals afgebeeld). Houd vingers en
hand in de getekende positie. Til de pols
van de werkende hand op. U moet trekken en vasthouden met de duim. De
vingers worden in de onderarm gedrukt.
Handhaaf deze stand met geheven pols
en laat de wijsvinger lopen. Let op de
toegenomen druk die nu door de vinger
wordt uitgeoefend. De door de duim geleverde hefboomkracht en de stand van
de pols regelen de kracht van de vinger.
De regel voor de techniek van de lopende vinger is dan ook: **Optillen van de pols
– toeneming van de druk. Laten dalen
van de pols – afneming van de druk**

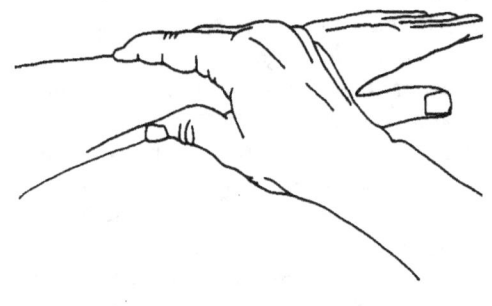

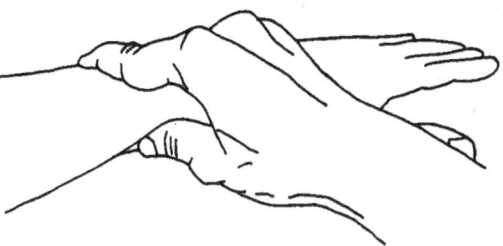

Oefen dit, zoals u alle technieken moet
oefenen. Het doel is hetzelfde als bij de
duim. Neem kleiner wordende pasjes
door een constante gestage druk uit te
oefenen. Vermijd het type druk, dat we
vast-los-vast-los genoemd hebben. En
denk eraan dat de vinger steeds voorwaarts beweegt, nooit achter- of zijwaarts.
Er is maar een vinger tegelijk die
werkelijk aan het lopen is. U hoeft u niet
te beperken tot gebruik van de wijsvinger alleen. Elke vinger kan de techniek
met goed gevolg uitvoeren.

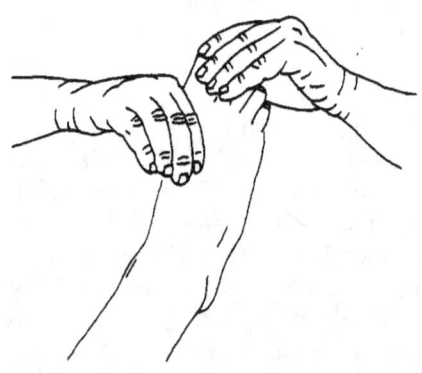

Terwijl een van de vingers loopt, dragen
de overige vingers aan de hefboomkracht bij door te volgen.
Er kunnen problemen rijzen. Doorgaans hebben ze te maken met een te
moeizaam buigen van het eerste vinger-
lid. Tracht het volgende te vermijden: te
veel bewegen van de hand, als u de vin-

ger laat lopen; met de vingernagel in de huid graven; de lopende vinger telkens terugtrekken in plaats van een constante voorwaartse druk uit te oefenen; niet meer doen dan de lopende vinger van de ene zij op de andere kantelen. Stuit u op een van deze moeilijkheden, herzie uw techniek dan door de beschrijving van die techniek nog eens zorgvuldig te lezen.

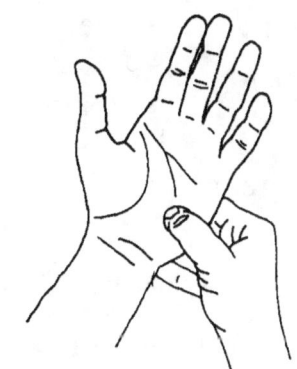

De techniek van met de duim haken/ drukpunttechniek

De techniek van *buigen en terugtrekken* wordt toegepast om niet een groter gebied te bewerken maar één bepaald punt te bereiken. Het is een betrekkelijk stilstaande techniek.

Zet de duim op de palm van de andere hand. Breng uw vingers in contact met de rug van de hand. Buig het eerste gewricht van de duim en oefen daarbij druk uit met de zijkant van de duimtop, zoals u dat bij de techniek van de *lopende duim* zou doen. Maak nu met de duim een trekkende beweging over het bewuste punt. Dit is de techniek van *met de duim haken*.

Zoals bij alle technieken is de hefboomwerking van groot belang om deze diepere punten te raken. Net als in het geval van de *lopende duim* wordt de hefboomkracht geleverd door de vingers en de stand van de pols. (Zie blz. 26-27.) Laat de pols van de werkende hand zakken en de door de duim uitgeoefende druk wordt groter. Handhaaf deze stand met laaggehouden pols. Maak een haak van de duim en trek hem achteruit over het punt.

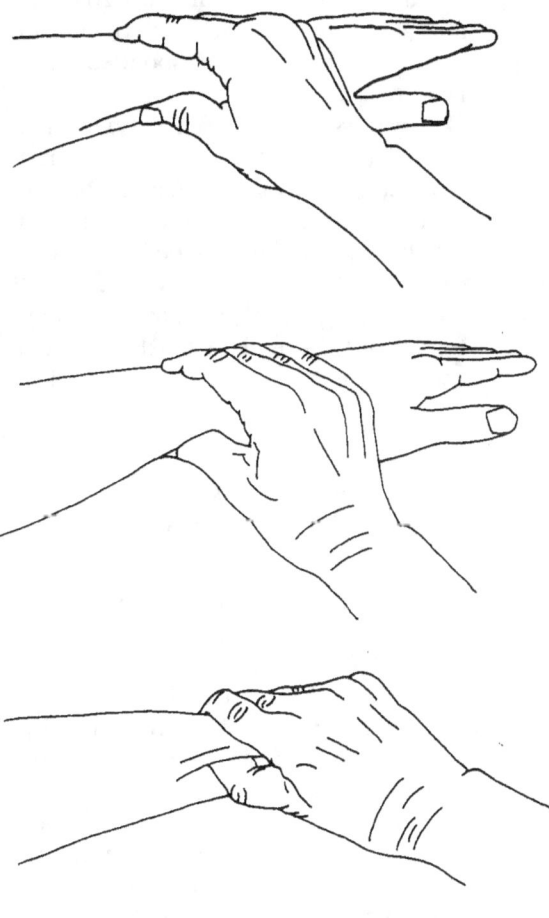

Een term die gebruikt zal worden om het bewerken van diepere speciale punten in de voeten aan te duiden is 'drukpunttech- **niek'. Daar lopen op zo'n kleine plek geen uitwerking heeft, wordt hier de techniek van *met de duim haken* gebruikt.**

Bewerken van de voet

De grote teen

hypofyse
schildklier/bijschildklier
7e halswervel
bovenkant van het hoofd

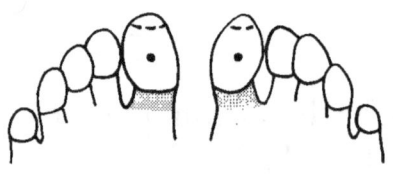

De grote teen vertegenwoordigt verschillende belangrijke gebieden. Elke grote teen omvat de helft van de hoofdstreek en bevat alle vijf de zones. Het hoofd zit aan het lichaam vast zoals de teen aan de voet. De belangrijke schakel tussen teen en voet correspondeert dan met de hals.

De **hypofyse** is een scherp bepaalde plek. Om de hypofyse te lokaliseren moet de grote teen opgemeten worden. Daar grote tenen variëren in vorm en grootte is het van belang deze meetprocedure toe te passen. Zoek het verst naar buiten gelegen punt aan weerskanten van de teen. Trek tussen deze punten een denkbeeldige lijn. (Zie illustratie.)

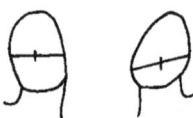

In sommige gevallen kunnen die buitenste punten eeltachtig zijn. Is het buitenste punt een eeltknobbel, gebruik het dan voor de meting. De hypofyse ligt in het midden van deze lijn. Sommige lijnen zullen horizontaal lopen, andere zullen hellen.

Om dit punt te bewerken moet u de grote teen van uw proefpersoon met de vaste hand steunen en beschermen. Dat voorkomt overmatig buigen van en knijpen in de teen. Zet de vingers van de werkende hand op die van de andere hand. (Zie illustratie.) Plaats de duim

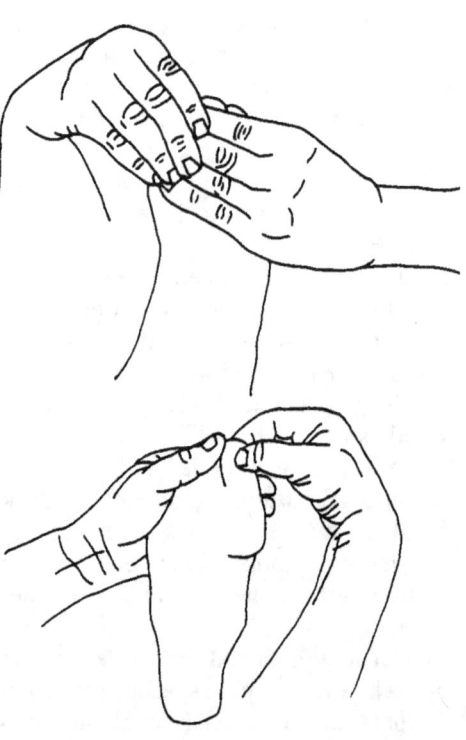

juist voorbij het hypofysepunt. Pas de techniek van *met de duim haken* toe en zorg ervoor de zijkant van de duimtop te gebruiken.

Hefboomwerking is hier van veel belang. Uw rechterhand is de werkende hand op de rechter grote teen van uw proefpersoon, en andersom. Op die wijze kunnen de vingers de maximale hefboomkracht leveren.

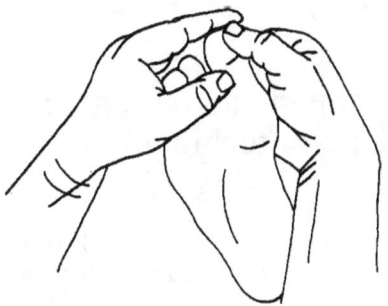

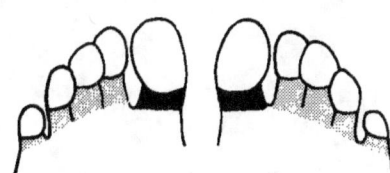

Schildklier en bijschildklier liggen boven de inplant van de halsstreek van de teen. Ze liggen derhalve aan de basis van de grote teen en van alle andere tenen. De techniek voor het bewerken van deze streek zullen we eerst bij de grote teen bespreken.

Om het gebied van schildklier/bijschildklier te bewerken, steunen en beschermen we de teen met de vaste hand. Gebruik de duim voor het vasthouden van de teen om een vast doel te krijgen. Zet de vingers van de werkende hand op die van de vaste hand (als afgebeeld). Ga over het gebied en gebruik daarbij de techniek van de *lopende duim*. Doe minstens twee stapjes, een hoog en een laag. Er zijn heel wat stapjes nodig om het grote gebied van de schildklier te bestrijken. Verwissel de handen en loop vanuit tegenovergestelde richting. Door deze streek en die van de 7e halswervel te bewerken, zult u de hele basis van de grote teen hebben bestreken.

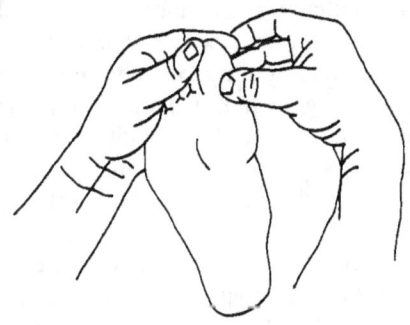

De **zevende halswervel** heeft te maken met alles tussen hals en vingertoppen. Dove vingers kunnen veelal opgespoord worden tot in de 7e halswervel.

Begin voor bewerken van de 7e halswervel met het vasthouden van de grote teen

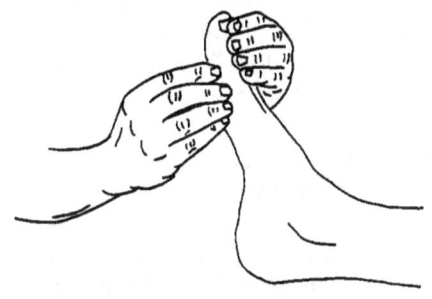

tussen de vingertoppen en de duim. Zet de duim in een gemakkelijke stand op de voetzool. Loop met de vinger voorwaarts rondom de onderkant van de top van de grote teen. Buig de vinger. Realiseer u dat u langs een groeflijn aan de basis van de teen hebt rondgelopen. Een gebogen vinger zal beter in deze streek passen dan een duim. (Zie illustratie.)

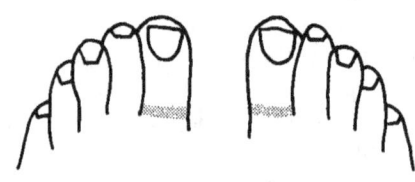

De toppen van de tenen: variatie in techniek

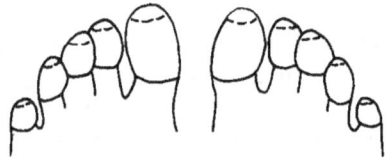

hersenen
bovenkant van het hoofd

De toppen van de tenen vertegenwoordigen de **bovenkant van het hoofd**. Bewerken van dit gebied kan speciale betekenis hebben voor hoofdklachten als beroerte, hersenletsel en bepaalde oog- en oorklachten. De grote teen zelf vertegenwoordigt de helft van het hoofd en is daardoor een brandpunt voor deze techniek. De kleinere tenen kunnen evenwel op precies dezelfde wijze bewerkt worden.

Houd de grote teen vast tussen de duim en de wijsvinger van de vaste hand. Elk van beide handen kan gebruikt worden. (Zie illustratie.) Zet duim en wijsvinger van de werkende hand tegen elkaar (als afgebeeld). Rol de top van de wijsvinger, gesteund door de duim, over een deel van de teentop. De vinger blijft in feite op zijn plaats, terwijl u hem heen en weer rolt en daarbij neerwaartse druk uitoefent. Zet de wijsvinger op een andere plek en herhaal de bewerking. Bewerk de hele top van de grote teen op deze manier. Herhaal dezelfde procedure voor de overige tenen. Stuit u op gevoeligheid, let daarop dan goed. Die is een gids voor u bij het lokaliseren van gebieden die speciale aandacht vergen.

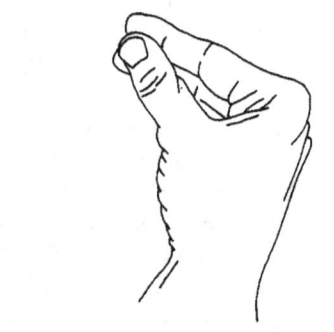

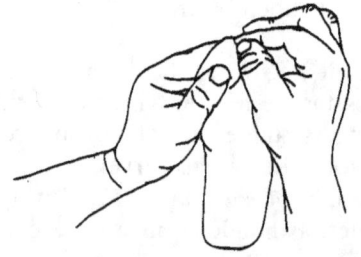

De kleinere tenen: lopende duim

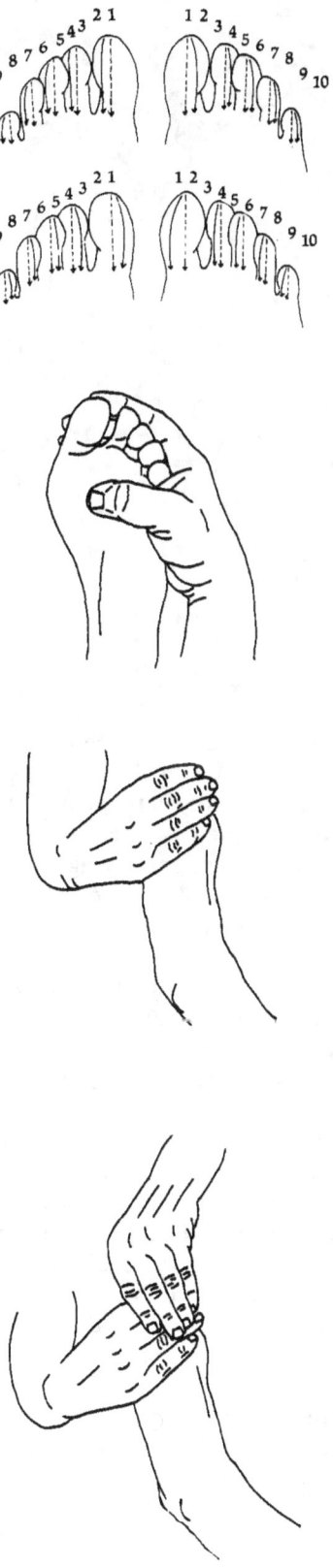

**hoofd/voorhoofdsholte
nek/schildklier**

De kleinere tenen vertegenwoordigen een specificatie van de grote teen. Ze liggen respectievelijk in de zones 2, 3, 4 en 5. De kleinere tenen zijn een soort fijnere afstemming van de grote teen.

Doel van deze techniek is de duim langs het midden en de zijbanen van elke teen omlaag te laten lopen. De duim past op natuurlijke wijze tegen de tenen.

Begin met steunen en beschermen van de tenen aan de linkervoet van uw cliënt met de vaste hand. De tenen zijn buigzaam en zouden zonder ondersteuning moeilijk te bewerken zijn. Ook zult u er licht in knijpen, wat pijnlijk kan zijn.

Breng uw vaste hand omhoog naar de toppen van de tenen, wellicht iets erboven. Deze kan dienen als ruggesteun voor hefboomwerking, gemakkelijke houding en beheersing van de beweging. Zet de vingers van de werkende hand op de tegenhoudende vingers. (Zie illustratie.) Loop, beginnend aan de top van de teen, met de duim omlaag langs baan een. Al zijn de tenen klein, ze bevatten vele belangrijke gebieden. Bestrijk ze soepel en deugdelijk door met kleine stapjes te werken. Denk eraan de zijkant van de duimtop te gebruiken. Terwijl u baan twee afdaalt, zal het u opvallen dat bewerken van de zijkant van de teen moeilijker is. Ga door met de resterende banen neerwaarts af te lopen, maar vergeet niet dat de vaste hand de werkende hand volgt door zich om de teen te krommen, terwijl de duim er langs omlaagloopt. Bewerk de overige tenen op dezelfde manier. De gewichtige rol die de vaste hand speelt zal steeds duidelijker worden. Zodra u met baan 10 klaar bent, gaat u door.

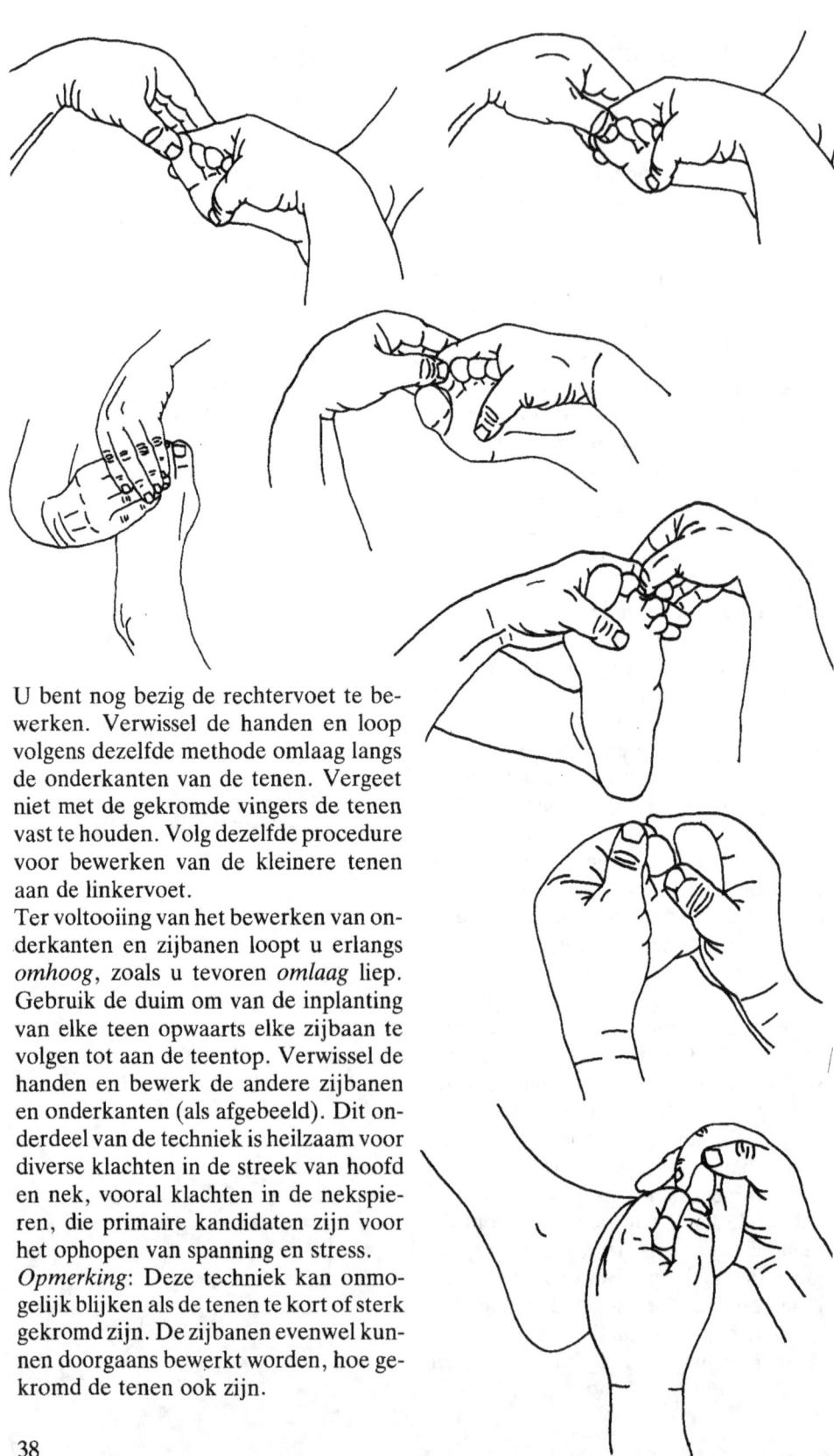

U bent nog bezig de rechtervoet te bewerken. Verwissel de handen en loop
volgens dezelfde methode omlaag langs
de onderkanten van de tenen. Vergeet
niet met de gekromde vingers de tenen
vast te houden. Volg dezelfde procedure
voor bewerken van de kleinere tenen
aan de linkervoet.

Ter voltooiing van het bewerken van onderkanten en zijbanen loopt u erlangs
omhoog, zoals u tevoren *omlaag* liep.
Gebruik de duim om van de inplanting
van elke teen opwaarts elke zijbaan te
volgen tot aan de teentop. Verwissel de
handen en bewerk de andere zijbanen
en onderkanten (als afgebeeld). Dit onderdeel van de techniek is heilzaam voor
diverse klachten in de streek van hoofd
en nek, vooral klachten in de nekspie-
ren, die primaire kandidaten zijn voor
het ophopen van spanning en stress.
Opmerking: Deze techniek kan onmogelijk blijken als de tenen te kort of sterk
gekromd zijn. De zijbanen evenwel kunnen doorgaans bewerkt worden, hoe gekromd de tenen ook zijn.

De kleinere tenen: lopende vinger

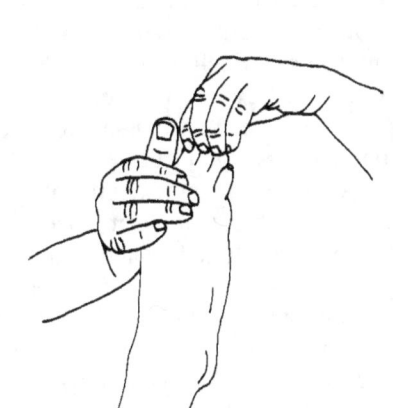

Om het bestrijken van de kleinere tenen te voltooien moeten de toppen van alle tenen worden bewerkt. De zijbanen en toppen van de kleinere tenen worden bewerkt door de techniek van de *lopende vinger* te gebruiken. Klaagt uw cliënt over schouderpijnen, dan kan het baat geven door te lopen tot in de longstreek op de bovenkant van de voet, uitgaand van de top van al de tenen.

Gebruik de duim van de vaste hand als stut voor de teen die u bewerkt. Laat de vinger, beginnend aan de top van de teen, langs bovenzijbaan en boven-midden van elke teen afdalen. Verwissel de handen en behandel de andere bovenzijbanen.

Deze techniek zal u helpen een verscheidenheid aan klachten in de streek van hoofd en nek te onderzoeken. Daartoe behoren lymf, schouder en spanning. Vermijd bij toepassing van deze techniek het te sterk spannen of beschadigen van de gevoelige huid tussen de tenen.

De plooi langs de basis van de tenen: lopende duim

oog/oor

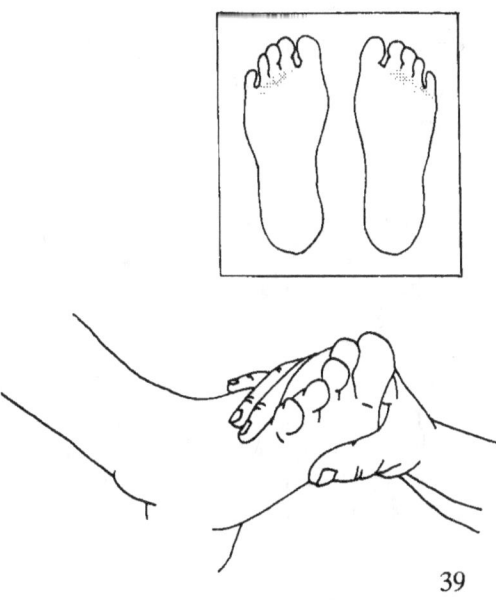

Doel van deze techniek is de duim langs de plooi aan de basis van de tenen te laten lopen. Voor een maximale effectiviteit moet het weefsel in dit gebied dunner gerekt worden.

Trek met de vaste hand het voetkussentje omlaag om het weefsel hier dunner te maken (als afgebeeld). Daardoor ontsluit u het gebied. Knijp niet in de voet, want dan krijgt u juist meer weefsel tussen uzelf en die reflexen. Buig de tenen ook niet terug, want daardoor zou de huid zich gaan spannen en het gebied nog moeilijker te bewerken zijn. Laat de duim langs de bovenkant van deze plooi lopen. Oefen een neerwaartse druk (richting hiel) uit langs de bovenkant van de plooi. Loop niet tegen de tenen op; dan ontgaan de reflexen u.

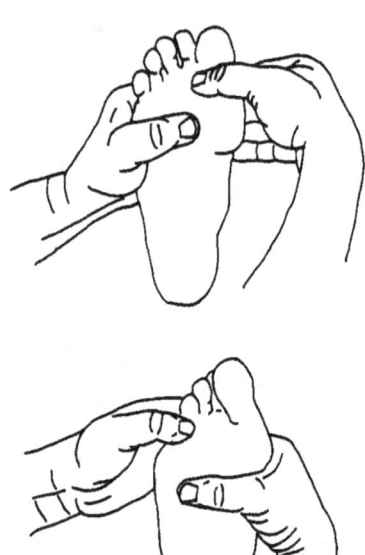

Verwissel de handen en loop in tegenovergestelde richting langs de plooi. Het lopen uit beide richtingen garandeert dat u alle punten bereikt.

Op de voeten overlappen de gebieden van oor en oog elkaar. Anatomisch ligt het inwendig oor achter het oog. En op de voet ligt het gebied van het inwendig oor dan ook op de plooi tussen derde en vierde teen (als afgebeeld).

Opmerking: In het algemeen volgt de voet een logisch patroon wat betreft het weerspiegelen van de lichaamsanatomie op gebieden van de voet. De lokatie van de oog/oor-streek lijkt daarop een uitzondering te zijn. Al liggen de reflexen van ogen en oren waarschijnlijk in de tenen zelf, toch is het nuttig gebleken de plooi aan de basis van de tenen te bewerken bij oog/oor-klachten.

Gebied van zonnevlecht/ middenrif op de voetzool: lopende duim

Stel dat we één gebied op de voet moesten kiezen voor onze bewerking, dan zou het stellig dit zijn. Dit reflexgebied is te vergelijken met de middenhersenen van het lichaam, een netwerk van zenuwen vol verbindingen met alle delen van romp en ledematen. Dit is het primair doelgebied om stress te doen verminderen en de cliënt tot ontspanning te brengen. (Zie blz. 21.)

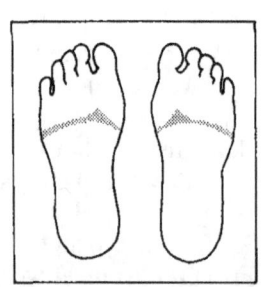

De techniek van de lopende duim wordt gebruikt om het gebied te bewerken. Buig bij de rechtervoet de tenen terug met de linkerhand. Zet de vingers van de werkende hand boven op de voet terwille van hefboomkracht. Doorloop het gebied met de duim. Probeer het uit diverse richtingen. Let vooral op de inzinking onder de bal van de voet in het verlengde van de grote teen. (Zie illustratie.) Veelal zal de cliënt op die plek een grote hoeveelheid spanning hebben verzameld. De plek heeft ook te maken met hiatus hernia, ofwel middenrifbreuk. Deze streek is aan de linkervoet meestal gevoeliger, want de hernia lijkt meestal aan de linkerkant van het middenrif op te treden. Verwissel voor het bewerken van de linkervoet de handen en herhaal de procedure.

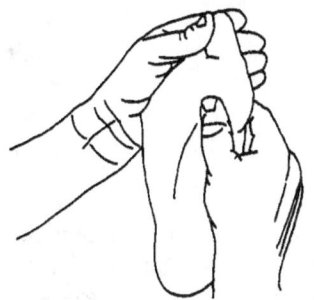

Inleiding voor de longstreek

Reflexen gaan dwars door de voet. Dat wil zeggen dat de reflexgebieden aangegeven op de bovenkant van de voet ook vanaf de voetzool bewerkt kunnen worden. Wat het niet wil zeggen is, dat er een streek voor 'bovenkant van de long' en 'onderkant van de long' op de voet voorkomt. Vaak zal het gemakkelijker blijken deze streken op de bovenkant van de voet te bewerken, want daar zit weinig weefsel dat u belet de juiste punten te bereiken.

Longstreek op de voetzool: lopende duim

borstkas
long
borst
schouder

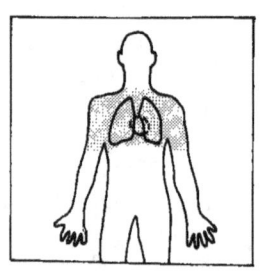

De tekening van het lichaam rechts is plat. Maar het lichaam is driedimensionaal. Stel u even voor dat deze sectie van het overig lichaam is geïsoleerd. Op de voorkant zouden schouders, borstkas en borst zich bevinden. Aan de achterkant zouden schouders, schouderbladen en het gebied ertussen zitten. Longen en hart zouden zich dáártussen bevinden. Als u de longstreek op de voetzool bewerkt, raakt u al die gebieden. Het hele gebied strekt zich uit van de basis van de tenen tot en met de bal van de voet. (Zie illustratie.)

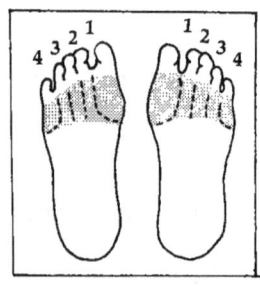

Om de longstreek op de rechtervoetzool te kunnen bewerken buigt u de tenen met de linkerhand terug. Zodoende kunt u door de vier inzinkingen tussen de tenen bij de bal van de voet omhooglopen. Gebruik de duim om rondom het gebogen deel heen en omhoog door inzinking 1 te lopen. (Zie illustratie.) Het beginpunt hiervoor is in feite middenrif/zonnevlecht. De beide zijkanten van de inzinking hoeft u niet te bewerken. Gebruik dezelfde duim om door inzinking 2 omhoog te lopen. Verwissel de handen (de duim is doelmatiger, als hij niet te sterk wordt gestrekt). Buig de tenen terug met de rechterhand. Loop omhoog door inzinking 3 met de duim van de linkerhand. Gebruik dezelfde hand om rondom de boog en omhoog door inzinking 4 te lopen. Dit is de schouderstreek. Volg voor het bewerken van de linkervoet dezelfde procedure. De rechterhand is nu de vaste hand. Bij het omhooglopen door inzinking 1 aan de linkervoet is hiatus hernia een van de

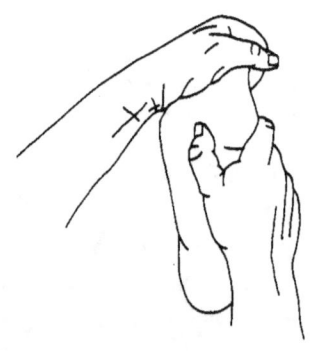

afwijkingen die ontdekt kunnen worden. Dit is een uitstulpen van de slokdarm via een zwakke plek in het middenrif. In dit geval zullen beide voeten
gevoelig zijn in inzinking 1, maar de linkervoet zal het gevoeligst blijken.

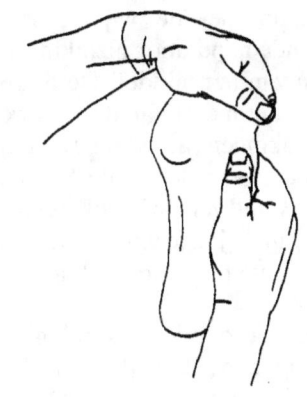

Longstreek en verder naar beneden op bovenkant van de voet: lopende vinger

borstkas/borst
long
schouder

Doel is hierbij de zijden van elk van de
vier inzinkingen aan de bovenkant van
elke voet te bewerken. Deze inzinkingen zijn diep, en onderdeel van deze
techniek is dan ook ze bereikbaar te maken door de voet op de juiste manier vast
te houden.
Bekijk de illustraties. Begin met de linkervoet en gebruik de rechterhand als
vaste hand. De wijsvinger van de linkerhand loopt. Deze techniek heeft drie belangrijke onderdelen:

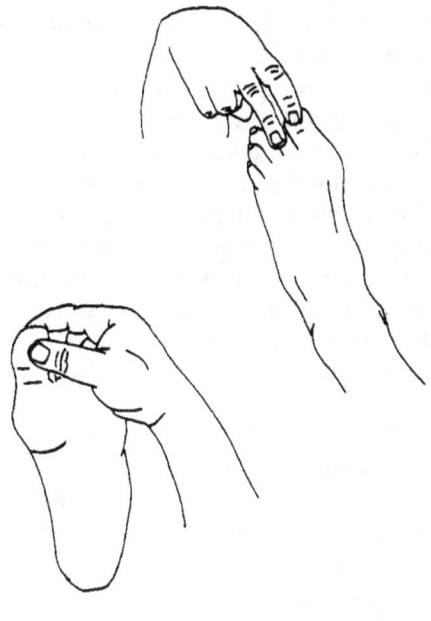

(1) De tenen worden gespreid om de
inzinkingen beter zichtbaar en gemakkelijker te bewerken te maken. Zet
daartoe terwille van de stabiliteit twee
vingers van de vaste hand neer zoals afgebeeld. Het spreiden gebeurt met de
duim.

(2) Om het gebied te ontsluiten en on-
derwijl een stabiel werkobject te houden, drukken we op de bal van de voet
met het platte van de duim van de
werkende hand. Oefen met het drukken
van de duim op de bal van de voet en kijk
hoe de inzinkingen bovenop de voet
daardoor zichtbaar worden.

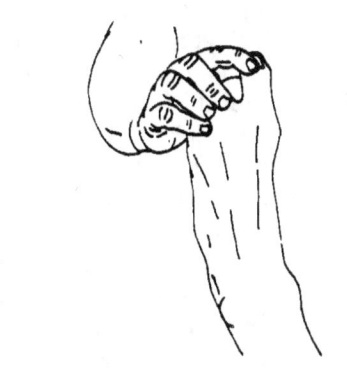

(3) Loop met de wijsvinger van de werkende hand door inzinking 1 tot aan de lijn van het middel. De linkervinger bereikt het meest aan de linkerkant van de inzinkingen (links van u). Gebruik de wijsvinger van de rechterhand voor de rechterwand van de inzinkingen. Het gebruik van de juiste vinger garandeert dat er optimale hefboomwerking wordt bereikt.

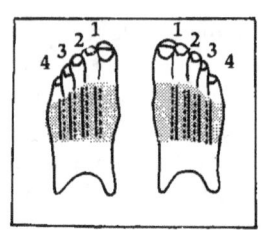

Bewerk de overige inzinkingen op dezelfde manier. Terwijl u de rechterwand van de inzinkingen bewerkt, is de linkerhand de vaste hand. Het *lopen van de vinger* is bij deze techniek van overwegend belang. Elke extra buig- of strekbeweging kan nagelstriemen op de kwetsbare huid aan de bovenkant van de voet veroorzaken.

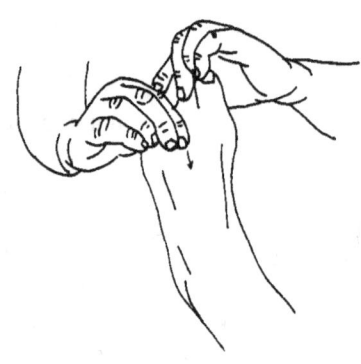

De loopbeweging dient steeds voorwaarts te zijn en met constante gestage druk. De verleiding bestaat het punt te treffen door een achterwaartse beweging te maken. Dit zou pijn of beschadiging kunnen veroorzaken. Het is geen goede manier om de punten te bereiken. Te ver doorstoten van de vinger met een druk die we vast-los-vast-los hebben genoemd, zal een spoor van nagelstriemen op de voet achterlaten. En dat is niet nodig.

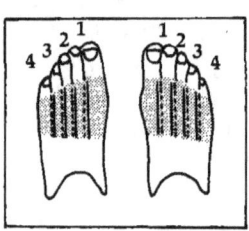

De lopende vinger moet een geringe hoek maken. Krachtige druk met de duim op de bal van de voet ontsluit niet alleen het gebied, maar levert ook hefboomkracht voor de lopende vinger.

Brede voeten kunnen problemen opleveren bij deze techniek. Het kan te moeilijk blijken de tenen met de hand te omspannen om de inzinkingen te doorlopen. Tracht een zijkant van de inzinking te doorlopen. Verander dan van hoek en doorloop de andere zijwand. Behandel de eerste twee inzinkingen op deze manier.

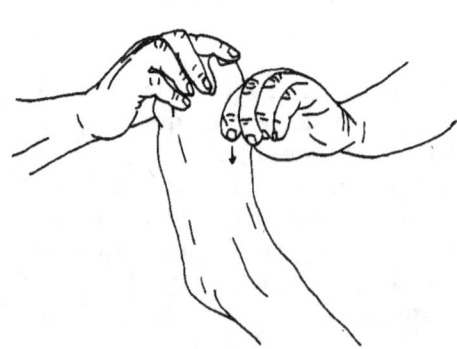

De techniek van de *lopende vinger* voor de bovenkant van de voet vergt oefening. Spreiden van de tenen, met de duim op de bal van de voet drukken en de vinger laten lopen zijn alle drie van hetzelfde belang voor een geslaagde techniek. Mits goed uitgevoerd is deze techniek behaaglijk *en* doeltreffend.

Gebied van het middel en hoger op de voetzool: lopende duim

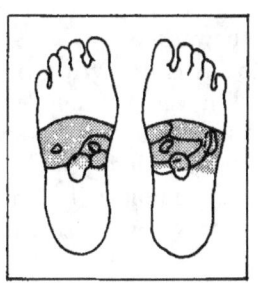

rechtervoet	linkervoet
bijnier	**bijnier**
lever/galblaas	**milt**
maag (deels)	**maag**
alvleesklier (deels)	**alvleesklier**
nier (bovendeel)	**nier (bovendeel)**

Zoals uit bovenstaand lijstje blijkt, zijn heel wat vitale organen in dit deel van de voet vertegenwoordigd. De techniek van de lopende duim wordt benut om al deze reflexen op systematische wijze te bewerken. Maximale uitwerking vergt een besef van de reflexlokaties van specifieke organen.

De streek wordt begrensd door middenrif en taillelijn (zie illustratie). Op de voet is het middenrif de streek bepaald door de onderrand van de bal van de voet. Het middel is een denkbeeldige lijn dwars over de voet vanuit het vijfde middenvoetsbeentje, dat wil zeggen vanaf de knobbel halverwege de buitenkant van de voet. Zoek dat botje aan uw eigen voet. Trek een lijn van de punt van het botje dwars over de voet. Dat is uw taillelijn.

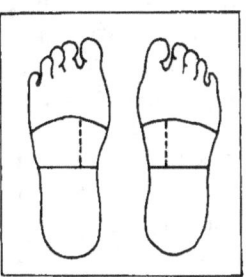

Een tweede baken is de pees. Deze is u behulpzaam bij het lokaliseren van het gebied van bijnieren en nieren. In het lichaam ligt een bijnier boven op een nier. Beide nieren hellen evenwel. Daardoor komen de bijnieren aan de binnenkant van de pees te liggen en de nier aan de buitenkant.

Kijk nog eens naar uw voeten. Buig de

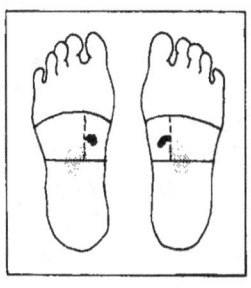

tenen. Als u de tenen weer optrekt, verschijnt er een vrij dikke pees, die van de grote teen naar de achterkant van de hiel loopt. De reflexgebieden van de bijnieren liggen aan de binnenkant van deze pees halverwege taillelijn en middenrif. Alle overige vitale organen kunnen gelokaliseerd worden binnen de grenslijnen taillelijn, middenrif en bijnieren.

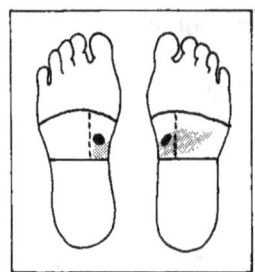

De alvleesklier past onder de bijnier en ligt enigszins schuin naar boven. Het grootste deel van de alvleesklierstreek ligt op de linkervoet, maar vergeet niet het kleinere deel ervan op de rechtervoet te bewerken.

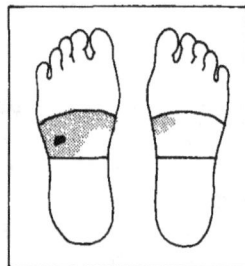

Lever/galblaas is een vrij groot gebied onder de lijn van het middenrif. Het strekt zich uit van de buitenkant van de rechtervoet tot volledig over de linkervoet heen. De galblaas ligt op de rechtervoet, maar kan enigszins in lokatie variëren.

De milt is gelegen onder de middenriflijn op de linkervoet. De milt is veel kleiner dan de lever en bevindt zich aan de achterkant van de alvleesklier.

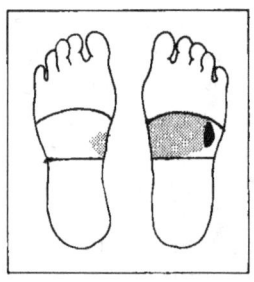

De maag ligt grotendeels op de linkervoet en overlapt een aantal gebieden. De twaalfvingerige darm, primaire kandidaat voor zweren, ligt op de rechtervoet, vlak tegen de buitenrand van de alvleesklier.

Even boven de taillelijn op beide voeten komen gedeelten voor van nier en dikke darm. De nieren liggen langs de taillelijn, de linkernier iets hoger dan de rechternier. Als u deze streek aan de buitenkant van de pees bewerkt, bereikt u de bovenste helft van elke nier.

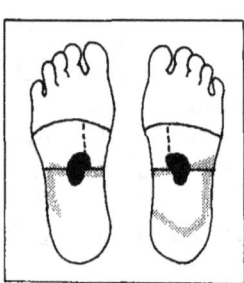

Delen van de dikke darm lopen door dit gebied. Bewerken van de dikke darm wordt evenwel behandeld in de paragraaf over de taillelijn en lager (blz. 49). Voor het bewerken van de voet wordt een bepaalde volgorde van de reflexgebieden aanbevolen. Gebruik bij de rechtervoet de linkerhand voor het vasthouden. Loop binnenwaarts om de alvleesklier op te sporen. Laat de duim,

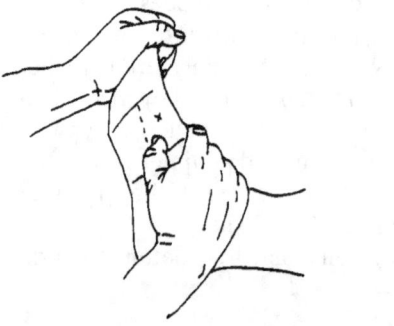

46

beginnend aan de taillelijn, aan de binnenkant van de voetpees langs de pees lopen tot u het gebied van de bijnieren lokaliseert. Werk vervolgens diagonaal over dit gebied en wijk zo nodig af van de pees. Verwissel de handen en laat de andere duim diagonaal door het gebied lopen. Maak een flink aantal pasjes. Maar vorm u een zeker patroon, zodat u niet het geringste stukje van het gebied kunt overslaan. U moet de hele streek tussen taillelijn en middenriflijn naar dit punt afzoeken. Bestrijk het volledig. Herhaal de procedure voor de linkervoet.

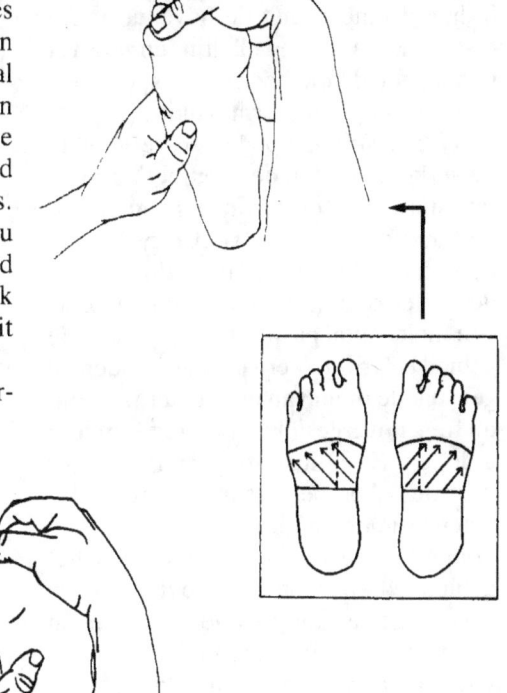

De armstreek aan de buitenkant van de voet: lopende duim en lopende vinger

arm
elleboog
hand

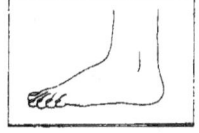

Het reflexgebied voor de arm loopt van de basis van de kleine teen tot aan het vijfde middenvoetsbeentje langs de buitenkant van de voet. In termen van reflexen wil dat zeggen, dat het gebied loopt van de halsstreek langs de schouder naar buiten tot aan de taillelijn, net als de arm aan het lichaam. De streek tussen hals en middenrif correspondeert in het algemeen met de bovenarm; die tussen middenrif en taillelijn (en zelfs tot in het gebied knie/been) correspondeert met elleboog/onderarm/hand.

Om deze streek op de rechtervoet te bewerken, houdt u de voet met de rechterhand vast. Zet de vingers van de linkerhand boven op de voet terwille van de hefboomkracht. Laat de duim langs de buitenkant van de voet lopen. Doe een flink aantal pasjes, terwijl u het hele gebied bestrijkt. Verwissel de handen en gebruik de duim van de rechterhand om uit tegenovergestelde richting rondom te lopen. (Zie illustratie.) Herhaal alles voor de linkervoet, maar doe dat met de tegengestelde hand.

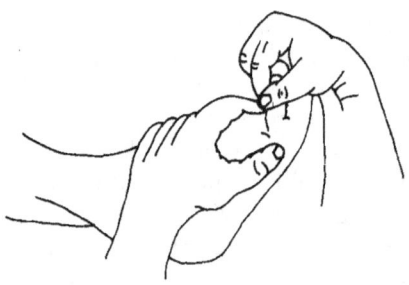

Opmerking: Al is het wel mogelijk het gebied te bewerken door de duim *op en neer* langs de rand van de voet te laten lopen, toch is dat moeilijker, want de voet kan dan minder gemakkelijk worden vastgehouden.

Laat voor een fijnere afstemming de vingers (wijsvinger en/of middelvinger) door hetzelfde gebied lopen. Doe dat door eerst de rechtervoet in de rechterhand te houden en de duim van de linkerhand op de voetzool te zetten voor hefboomkracht. Nogmaals, doe om het totale gebied te bestrijken een flink aantal pasjes. In dit geval kunnen de vingers in het voordeel zijn, doordat ze u in staat stellen hoeken en gaten van de botjes in deze streek, met name die van het vijfde middenvoetsbeentje, af te tasten. Wissel van handen om de vingers door dit gebied op de linkervoet te laten lopen en herhaal de procedure.

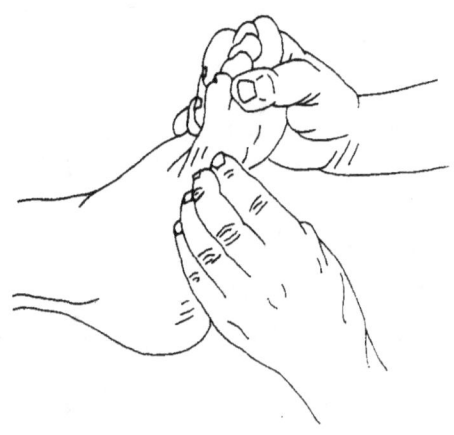

Onder de taillelijn op de voetzool: lopende duim

rechtervoet	linkervoet
dikke darm	**dikke darm**
valvula ileocoecalis	**s-vormige dikke darm**
dunne darm	**dunne darm**
nier	**nier**

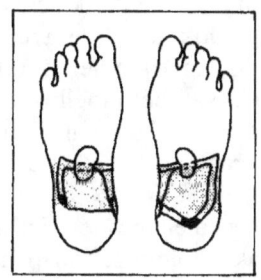

Aan de rechtervoet worden de nier, de helft van de dunne darm, omlijst door de dikke darm, en de valvula ileocoecalis door dit gebied ingesloten. De valvula ileocoecalis, die zich aan het begin van de dikke darm bevindt, wordt bewerkt met de drukpunttechniek. De rest van het gebied wordt doorkruist met de techniek van de *lopende duim*.

Begin met het lokaliseren van de valvula ileocoecalis. Deze ligt tussen de gebieden van dunne darm en dikke darm. Dit gebied van de dikke darm rondom de valvula is verantwoordelijk voor het uitscheiden van slijm. Als het zijn taak niet volwaardig vervult, wordt het slijm in de bloedbaan opgenomen en vervoerd naar andere delen van het lichaam. De voorhoofdsholten zijn voor de hand liggende plekken. Bij verstopte voorhoofdsholten en bij elke klacht over slijm is de valvula ileocoecalis een belangrijke te bewerken streek.

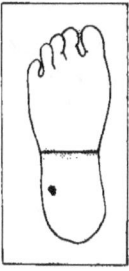

Bekijk de rechtervoet. Tracht de er bovenop gelegen ingewanden te visualiseren. Het taillelijn-botje, het vijfde middenvoetsbeentje, is een bruikbaar referentiepunt. Zoek dat botje en de taillelijn. De colon transversum, het dwarsliggend deel van de dikke darm, loopt langs deze lijn. Beginnend bij het vijfde middenvoetsbeentje loopt de colon ascendens, het opstijgend deel van de dikke darm, langs de voet naar de hiel.

Op zoek naar het reflexpunt van de valvula ileocoecalis strijkt u met de hand langs de buitenkant van de voet vanaf het vijfde middenvoetsbeentje naar de hiel. Voelt u de holle plek daar? In het diepste deel van die holte is de valvula gelokaliseerd. (Zie illustratie.) Zet de gebogen duim erin en trek hem over het punt terug. Ook hierbij leveren de vingers de zo belangrijke hefboomkracht. In het begin kan het moeilijk zijn door het gebied heen te komen, loop er dus uit diverse richtingen met de duim doorheen.

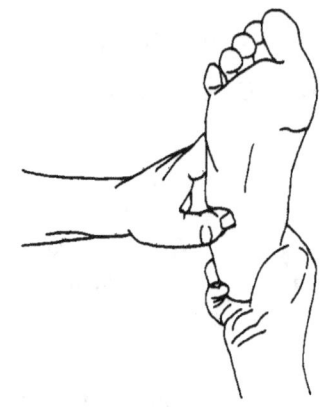

Dit is een techniek die men zich moeilijk eigen maakt. Sommigen krijgen er genoeg van en trachten met de knokkel tot het punt door te dringen. Dat is niet juist en ook gevaarlijk. Wij hebben geconstateerd dat er in de knokkel weinig gevoel zit, zodat hij niet behoorlijk beheerst kan worden om eventuele pijn of mogelijk letsel te voorkomen.

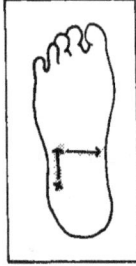 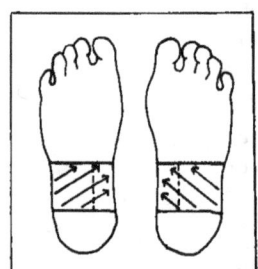 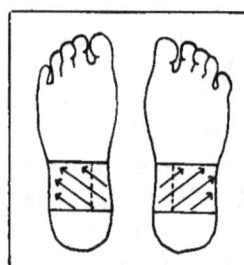

Ga verder van de valvula ileocoecalis naar de streek van dikke darm. Gebruik de duim van de linkerhand voor omhooggaan langs het opstijgend deel van de dikke darm en dwars langs het dwarslopende deel. Begin voor het bewerken van de dunne darm met het terugbuigen van de voet door de rechterhand. Loop diagonaal met de duim over dit gebied en wijk zo nodig af van de pees. Verwissel de handen en beschrijf een diagonaal patroon. U dient uw pasjes te beëindigen in de streek van dikke darm. Dat biedt u de mogelijkheid de dikke darm vanuit een andere richting te bewerken. Ter voltooiing van het bewerken van deze streek loopt u met de duim door het

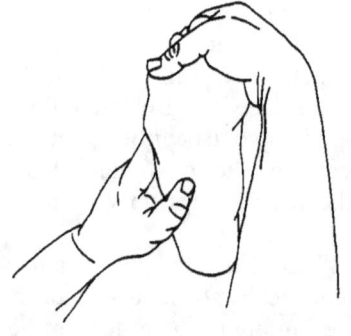

gebied van de nieren. Het bevindt zich langs de taillelijn aan de buitenkant van de pees. In de nieren monden de urineleiders uit, waarvan de reflexgebieden zich voortzetten langs de binnenkant van de pees tot in het gebied van de blaas aan het begin van de hiel.

Omdat we al veel van de nierstreek hebben doorlopen toen we het gebied boven de taillelijn hebben doorkruist, moeten we ervoor waken te geloven dat de nieren al volledig bewerkt zijn. Ze zijn belangrijk genoeg om vanuit diverse richtingen doorlopen te worden. Buig dan ook de voet terug met uw rechterhand en loop omhoog langs de buitenkant van de pees.

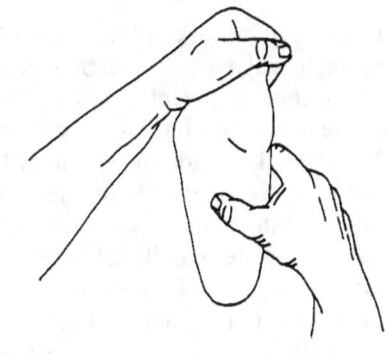

Op de linkervoet vallen de nier en de andere helft van dikke darm en dunne darm binnen het te bewerken gebied. Van bijzondere betekenis is een belangrijk deel van de dikke darm: de colon sigmoideum. Dit s-vormig deel van de dikke darm vormt de laatste bocht voor de ontlasting overgaat naar de endeldarm om het lichaam te verlaten. Door deze ligging kan er zich gas in ophopen. Vorm u eerst een voorstelling van de ligging ervan. Trek een lijn op de voetzool dwars over de voorrand van de hiel(boog). Trek vervolgens een lijn langs de binnenkant van de hiel, ook op de voetzool. Deze snijdt de eerste lijn (zie illustratie) onder een rechte hoek. Trek vanuit het uiteinde van de gevormde hoek die aan de binnenzijde van de voet ligt, een rechte lijn onder een hoek van 45° over de onderkant van de hiel zelf. Het diepste deel van de bocht in het s-vormig deel van de dikke darm ligt langs deze 45°-lijn op een afstand van drie tot drie en een halve zone vanuit zijn begin.

Er zijn twee manieren om dit punt te bewerken. (Zie illustratie.) Kiest u maar wat u het beste ligt. U kunt iedere van de duimen gebruiken om langs de 45°-lijn te lopen. Benut de techniek van *met de duim haken* om het gebied met de druk-

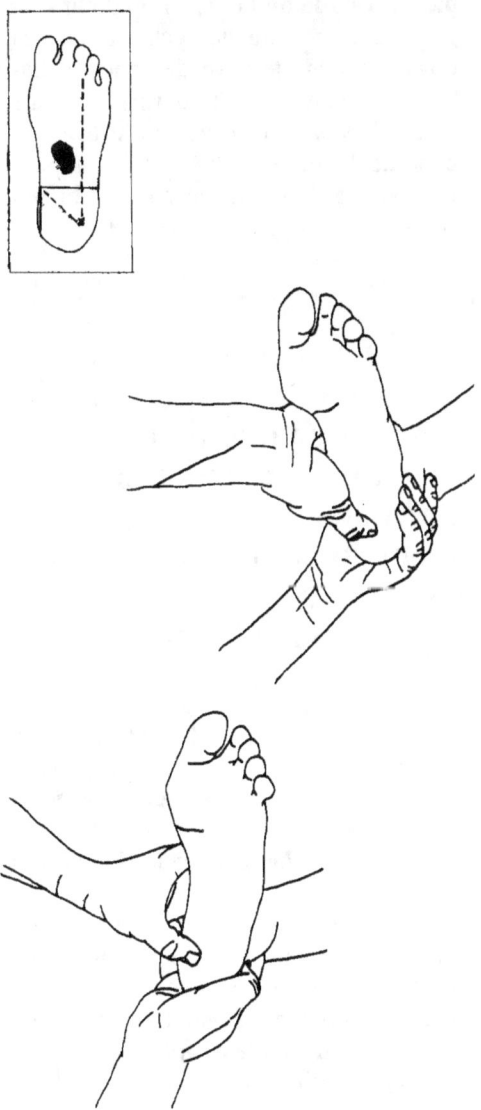

puntmethode te bewerken. Mits de voet
goed vastgehouden wordt, kan men heel
wat druk uitoefenen. Hefboomwerking
is de sleutel om tot dit punt door te dringen. Is de hand deugdelijk verankerd,
dan kunt u trekken met de hefboomwerking van de vingers, als de duim zich
vasthaakt. Dit is het moeilijkst te bereiken punt op de voet. De hiel kan zeer
weerbarstig zijn. Er kunnen heel wat
pasjes van de *lopende duim* uit diverse
richtingen nodig zijn om hem wat soepe-
ler te maken.

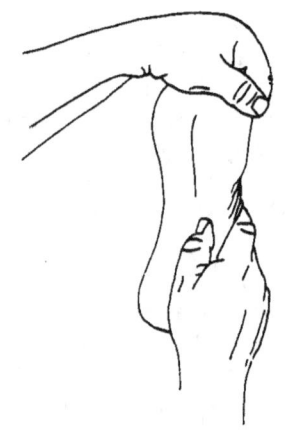

Gebruik voor het bewerken van de gebieden van de dikke darm op de linkervoet de duim van de rechterhand om
opwaarts langs de colon descendens (da-
lend deel van de dikke darm) en dwars
langs de colon transversum (dwarslopend deel van de dikke darm) te lopen.
Bewerk de dunne darm en de nier net
zoals u dat op de rechtervoet doet.

Onder de taillelijn op bovenkant en zijkanten van de voeten:
lopende duim
lopende vinger
roteren om een punt

**heup/heupzenuw
heupstreek
stuitbeen en ruggegraat
lymfstelsel/lies
heupgewricht (knie/been)**

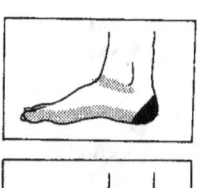

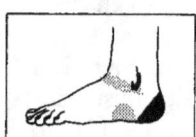

Dit deel van de voet bevat reflexgebieden die met een menigte gezondheidsproblemen te maken hebben. Daartoe
behoren kwalen in onderrug, heup en
stuitbeen. Inwendige organen kunnen
aangedaan zijn, kwalen aan dikke darm

of geslachtsorganen bijvoorbeeld. Letsel aan het stuitbeen kan hoofdpijn veroorzaken (met inbegrip van migraine). Om te kunnen begrijpen hoe deze streek van het lichaam correspondeert met de voeten, moeten we de driedimensionale structuur van het lichaam overbrengen op dit speciale deel van de voet. De ruggegraat zit aan de achterkant. Het heupbeen zit aan de ruggegraat vast en kromt zich naar de voorkant van het lichaam. Dat betekent dat bovenkant en zijkanten van de voeten belangrijke reflexgebieden bevatten die rechtstreeks in verband staan met deze driedimensionale visie op de onder-achterkant van het lichaam. Dit is een groot gebied. U dient een aantal technieken te gebruiken om het te bewerken. Het gaat erom zelfs het kleinste stukje van deze streek te bereiken.

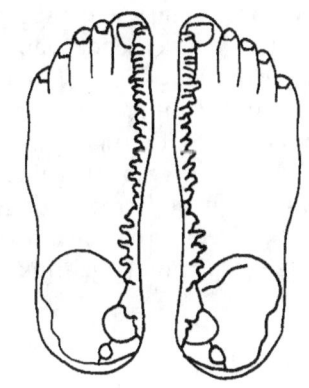

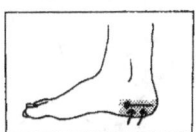

De streek van het stuitbeen en het onderste deel van de ruggegraat is een gebied van het lichaam dat gemakkelijk blootstaat aan letsel en stress. Letsel aan het stuitbeen blijkt veelal reeds in de kindertijd opgelopen te zijn. Dergelijk letsel zal het corresponderend gebied van de voet bijzonder gevoelig maken. Het te bewerken gebied loopt langs de binnenkant van de voet onder de taillelijn tot ver in de hiel. (Zie illustratie.) Voor het bewerken van de stuitbeenstreek neemt u de hiel van de rechtervoet in de linkerhand. Doorloop in een kriskraspatroon met de duim van de rechterhand het hele gebied. Maak een groot aantal pasjes. Loop als regel van de onderkant van de hiel naar boven. Verander van hoek en tracht het hele

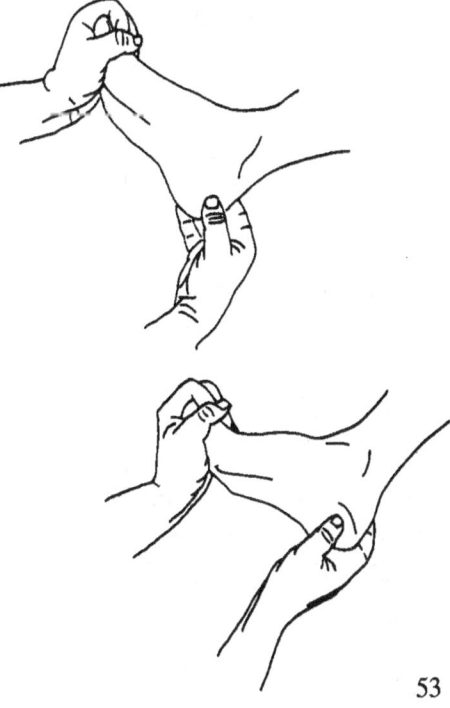

gebied deugdelijk te bestrijken. Er is geduld en doorzettingsvermogen voor nodig. Voor het bewerken van het onderste deel van de ruggegraat laat u de duim eenvoudig vanuit de stuitbeenstreek oplopen langs de ruggegraatstreek. Draai de werkende hand voor zover nodig om een goede hefboomwerking te houden. Blijf met de duim langs de hele lengte van de ruggegraatstreek lopen. Daar het ruggegraatsgebied tussen de streek van onderrug en de zevende halswervel een groot algemeen gebied is (zie illustratie), gebruikt u de

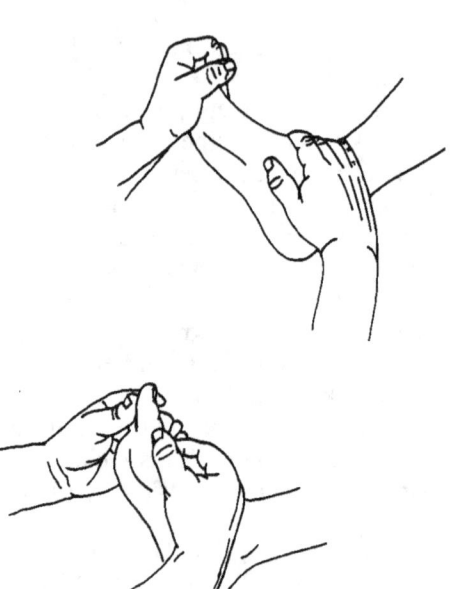

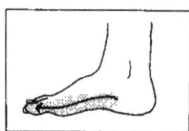

techniek van de *lopende duim* uit een aantal richtingen. U kunt ook een of twee vingers gebruiken om rondom te lopen van de zool via dit gebied naar de bovenkant van de voet (als afgebeeld). Herhaal deze procedure op de linkervoet, na van handen te hebben gewisseld.

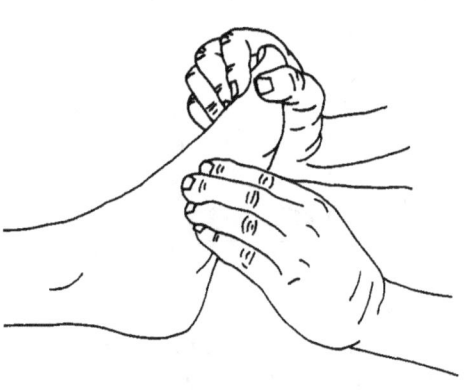

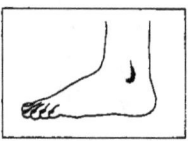

Het gebied rondom het buitenste enkelbot zal het primaire doel zijn, als we te maken krijgen met kwalen aan de heupen of heupzenuwen. Pas de techniek van de *lopende vinger* toe om rondom deze plek te lopen. De duim is onhandig en te moeilijk te sturen in dit gebied.

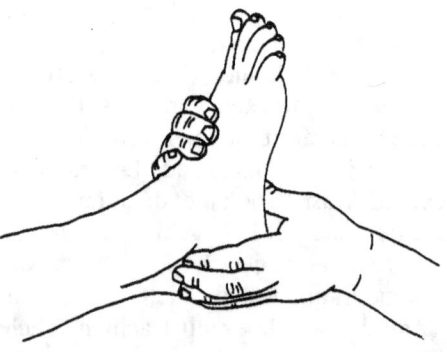

54

Begin ermee de rechter hiel in de linkerhand te nemen. Gebruik de wijsvinger
of de middelvinger van de linkerhand
om door dit gebied naar boven te lopen.
Loop een aantal keren rondom de
achterkant van het enkelbot. Als u rondom het enkelbot loopt, doe dat dan in de
plooi eromheen. Houdt u zich niet aan
die plooi, dan zult u de achillespees raken en op het enkelbot zelf stuiten.
Ter voltooiing van de bewerking van de
streek van heup en heupzenuw op de
rechtervoet nemen we enkel en hiel ervan in de rechterhand. Loop met de
wijsvinger of de middelvinger van de linkerhand van de bovenkant van de voet
omlaag rondom het enkelbot. (Zie illustratie.) Blijf in de genoemde plooi. Lopen van de bovenkant van de voet naar
de onderkant van het enkelbot levert de
diepste penetratie op.

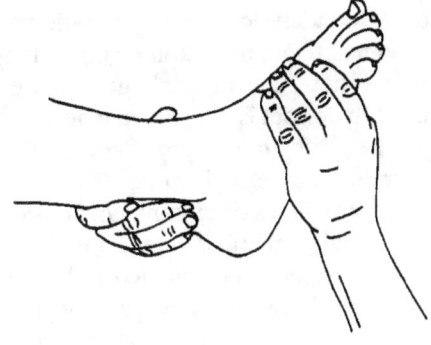

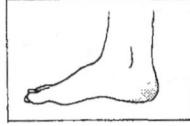 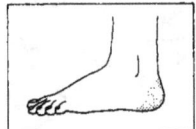

De heupstreek is veelal betrokken bij
kwalen aan de onderrug. (Zie illustratie.) De reflexgebieden bevinden zich
aan de binnen- en de buitenkant van de
voet. Ze zijn driehoekig van vorm en
worden bewerkt met de techniek van de
lopende vinger. Om deze gebieden te
bewerken nemen we met de werkende
hand de achterkant van de enkel beet.
Dat verschaft hefboomkracht voor de
lopende vingers. Loop door het gebied
omlaag in een groot aantal pasjes.

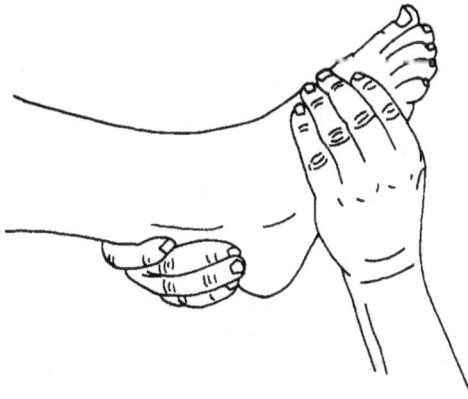

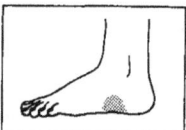

Het gebied van de voet dat in feite correspondeert met het heupgewricht, is eveneens bij knie- en dijklachten met resultaat bewerkt. Deze gebieden worden verbonden door de spieren die van rondom het heupbeen komen en vastzitten aan het been met inbegrip van de knie. Op de voet is het gebied ingesloten door het vijfde middenvoetsbeentje, de voorrand van de hiel op de zool en de benige streek aan de zijkant van de voet. Gebruik de techniek van de *lopende duim* of *vinger* om dit gebied te bewerken. Voor het vasthouden van de voet hoeven geen bijzondere voorzorgen te worden genomen. Houd de voet alleen stil. Bij gebruik van de duim wordt de vinger op de andere kant van de voet gezet voor hefboomwerking. Maak een aantal pasjes. En wordt het de vinger, die door dit gebied loopt, zet dan de duim op de voetzool voor hefboomkracht (als afgebeeld). Maak ook nu een aantal pasjes.

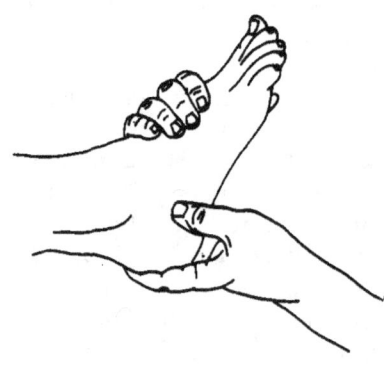

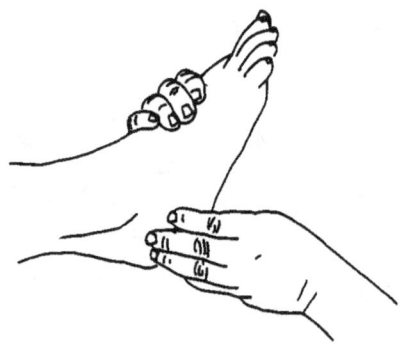

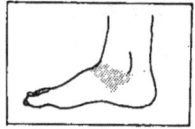
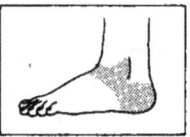

Roteren om een punt wordt toegepast voor het bewerken van gebieden die corresponderen met de streek van de onderrug. Begin de boven beschreven gebieden (zie illustratie) te bewerken met de *drukpunttechniek*. U merkt dat het om een benige streek gaat. Doel is hoeken en gaten ervan te doorzoeken naar pijnlijke punten. Vindt u zo'n pijnplek-

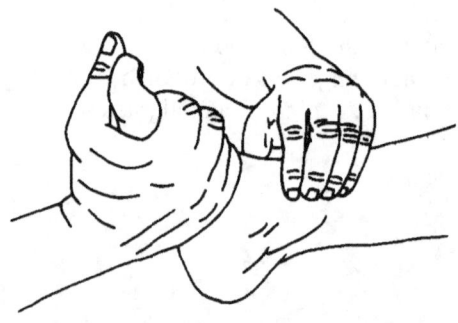

je, druk er dan met de wijsvinger op. U kunt ook andere vingercombinaties gebruiken, maar de wijsvinger kan de meeste druk uitoefenen door zijn ideale stand tegenover de duim, die de hefboomkracht levert.

Hebt u eenmaal een pijnlijk punt gelokaliseerd, pas dan vingerdruk toe. Met de vaste hand houdt u de voet beet onder de basis van de grote teen aan de binnenkant van de voet. Draai de voet met de vaste hand. Dit zal een gevoel van toegenomen druk op het pijnpunt veroorzaken. Verplaats de drukvinger rondom het gebied, op zoek naar meer pijnpunten. Draai de voet in beide richtingen ten minste vijf keer. Graaf niet met uw nagel in de huid. Uiteraard is het aan te bevelen de nagels zo kort te houden dat er vrijwel geen contact tussen nagel en huid kan optreden. Deze techniek is al even ideaal voor het bewerken van uw eigen voeten. Desgewenst kunt u de voet bij de enkel draaien zonder de hulp van een vaste hand. Zoek gewoon de pijnpunten met de *drukpunttechniek* en draai de enkel in beide richtingen.

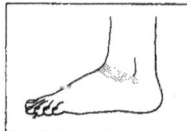 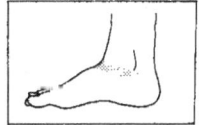

De meeste lymfknopen in het lichaam bevinden zich in de liezen, de oksels en de hals. Op deze plaatsen beschermen ze, dicht bijeen, de inwendige organen tegen infecties aan de ledematen. De vijf zones aan beide voeten hebben alle te maken met elk van de drie lymfgebieden. De streek rondom de enkel omvat alle vijf zones en is effectief gebleken voor bewerking bij klachten in een of andere lymfklier. Inbegrepen zijn de liezen en de eileiders.

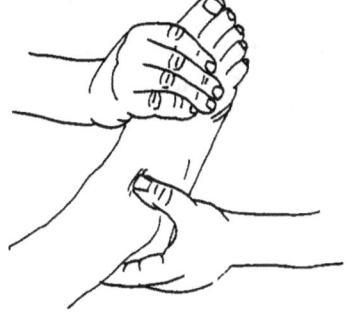

De te bewerken streek loopt van het binnenste enkelbot over de bovenkant van de voet (voor) naar het buitenste enkelbot. (Zie illustratie.) Deze voor kan als een breder gebied bewerkt worden door een groot aantal pasjes te maken. Speciale aandacht vergt de primaire streek (als afgebeeld). Om met de duim te kunnen werken, houdt u de voet rechtop en vast verankerd. Sla de vingers van de werkende hand om de enkel en loop met de duim langs de plooi. Verwissel de handen en loop met de andere duim vanuit de tegenovergestelde richting. Voor het laten lopen van de vinger (de keus is aan u) past u dezelfde principes toe, en wordt de duim voor de hefboomwerking benut. U kunt ook proberen beide wijsvingers tegelijk te laten lopen door de duimen van beide handen op de voetzool te zetten en aan weerskanten omhoog te lopen tot beide vingers elkaar boven op de voet in het midden tegenkomen.

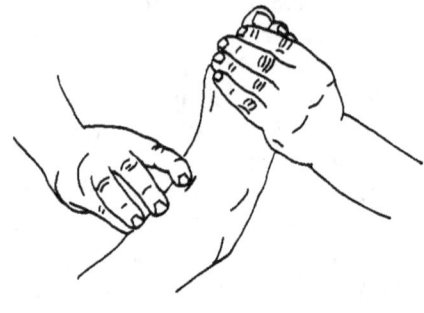

Zwelling treedt dikwijls op in dit gebied wegens stoornissen in het lymfstelsel. Er kan enige verfijning worden toegepast, wanneer het gebied gevoelig is bij aanraking. Een *dessert* (zie illustratie) stelt u in staat het gebied te bewerken, al is het pijnlijk. Overbrug de voor met uw hand met duim en wijsvinger in de voor zelf. Draai de voet in beide richtingen ten minste vijf maal. (In het algemeen kan de linkerhand het best de rechtervoet overbruggen en omgekeerd.) Ook kunt u de techniek van *roteren om een punt* in de lymfstreek toepassen om pijnpunten erin te lokaliseren en te bewerken.

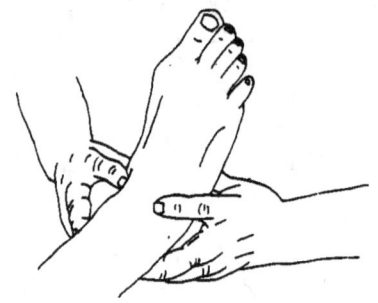

Voor het bewerken van de linkervoet herhaalt u bovenstaande procedure nauwkeurig. Wissel de handen waar nodig.

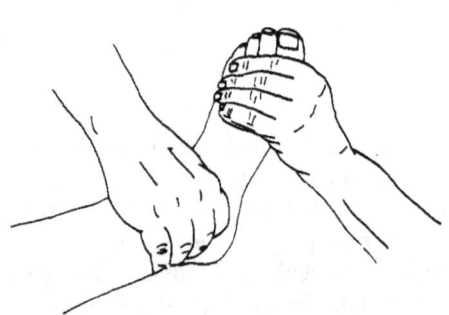

Voortplantingsorganen aan de zijkanten van de hiel: drukpunttechniek

baarmoeder/prostaat
eierstokken/teelballen

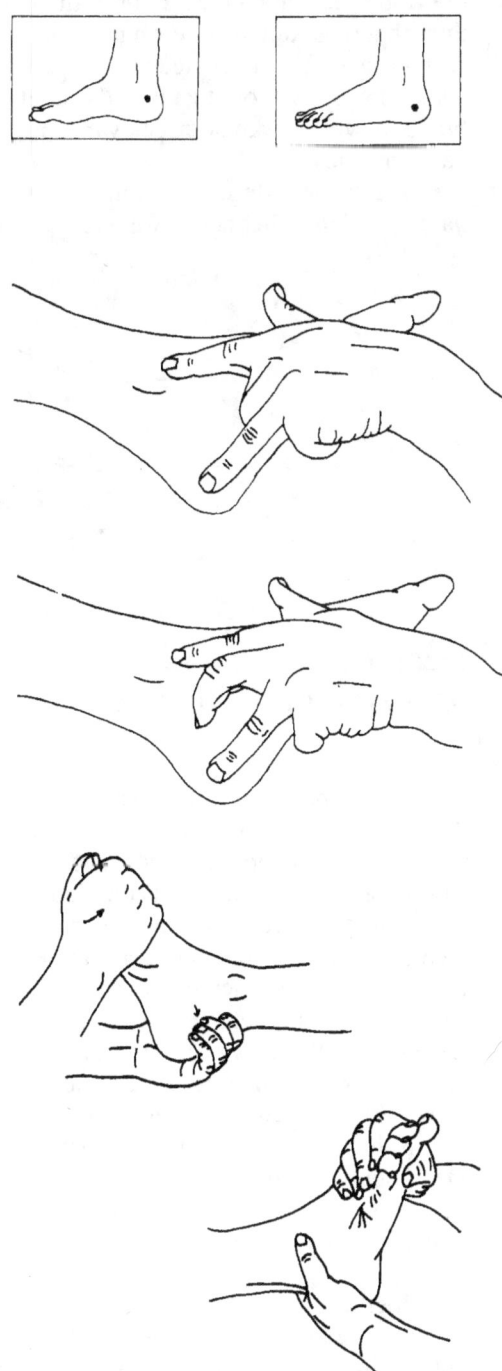

De streek van baarmoeder/prostaat ligt aan de binnenkant van de voet onder het enkelbot. Het is een drukpuntgebied, en nauwkeurig lokaliseren ervan is geboden om het punt doeltreffend te bereiken. Deze streek van de voet is doorgaans gevoelig, maar dat hoeft niet te duiden op klachten in verband met geslachtsorganen en -klieren. Bewerken van dit gebied kan bijvoorbeeld nuttig zijn voor het verlichten van allergische reacties.

Voor de *drukpunttechniek* zetten we in dit gebied de top van de wijsvinger op het enkelbot (binnenkant van de voet) en de top van de ringvinger op de achterkant van de hiel. Trek de middelvinger op tot hij op één lijn staat met de andere twee en wel precies ertussen. Dit is het te bewerken reflexgebied voor baarmoeder en prostaat. (Zie illustratie.)

Gebruik om het gebied op de rechtervoet te bewerken de linkerhand. Neem de hiel in de kom van de hand en krom de middelvinger zodanig, dat de top op het te bewerken punt rust. De duim moet boven op de voet in de lymfstreek gezet worden. Draai nu de voet met de rechterhand een aantal keren in beide richtingen. U kunt de mate van druk die u toepast met de middelvinger zo nodig variëren. Door *ronddraaien om een punt* past u de drukpunttechniek accuraat toe, terwijl u het ongemak voor uw cliënt zoveel mogelijk beperkt.

Voor het bewerken van het gebied op de linkervoet verwisselt u de handen en herhaalt de procedure.

Voor het lokaliseren van het gebied van eierstok/teelbal gebruikt u dezelfde techniek als die voor baarmoeder/prostaat. (Zie illustratie.) Omdat het gebied op de benige buitenkant van de voet ligt, doorloopt u het met de duim van de linkerhand. U kunt ook de vinger van de rechterhand door dit gebied laten lopen, als u de voet vasthoudt zoals u dat doet bij het bewerken van de streek van heup en heupzenuw.

Herhaal de procedure op de linkervoet, na de handen te hebben gewisseld.

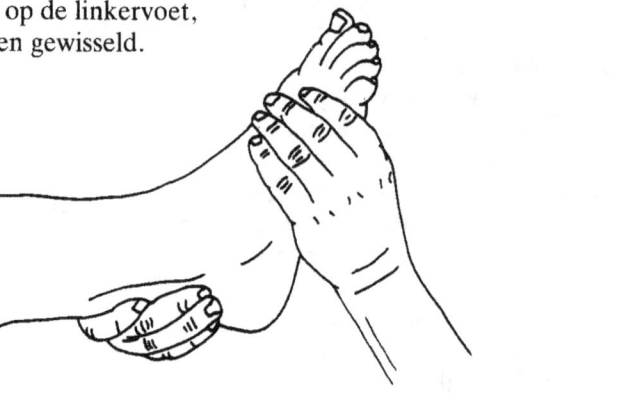

Desserts/ ontspanningstechnieken

Een van de primaire doelen van de reflexologie is het verminderen van spanning, het wegnemen van de gevolgen van stress op het lichaam. In combinatie met de in dit hoofdstuk besproken reeks technieken zijn er handelingen die een reflexoloog kan verrichten om gevoeligheid of pijn in de voeten te verminderen. Dit zal niet alleen uw cliënt in staat stellen zich te ontspannen, ook de gebieden van de voet die bewerkt moeten worden, zullen er toegankelijk door worden. Deze supplementaire technieken worden 'desserts' genoemd op grond van hun ontspannende en plezierige kwaliteiten.

Een doeltreffende behandeling is er een waarbij alle belangrijke gebieden deugdelijk zijn bewerkt, terwijl de behandelde persoon zich ontspannen en behaaglijk is blijven voelen. Zo'n behandeling bereikt men door tussendoor en oordeelkundig de desserts toe te dienen, waardoor de ontspannende uitwerking van de algehele behandeling gehandhaafd blijft. Al *is* pijn een goede aanwijzing voor kwalen, een wegenkaart die de reflexoloog vertelt waarop hij zijn inspanning moet richten, ze is bepaald niet het doel. Een bekwame behandelaar is er op uit pijn te lokaliseren, in plaats van pijn te *veroorzaken*; hij is er op uit het betrokken gebied te bewerken, terwijl zijn cliënt zich ontspannen en behaaglijk blijft voelen en de desserts hun werk doen.

Dessert nummer een: zijwaarts heen en weer

Dit dessert is een methode die door krachtig zijwaarts schudden van de voet de bloedsomloop bevordert, gevoeligheid verlicht en de spieren van enkel en kuit ontspant. Zet de handen aan weerskanten van de voet (als afgebeeld). Het deel van de handen vlak onder de vingers moet in aanraking komen met de zijkanten van de voet vlak onder de tenen.

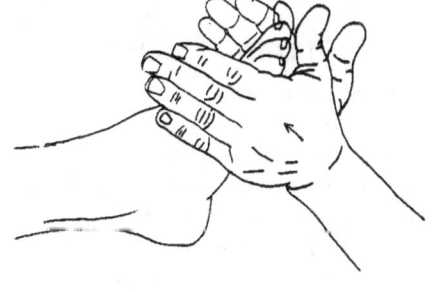

Laat in een krachtige beweging de voet snel heen en weer gaan, waarbij de handen in hun beginpositie blijven. Als de rechterhand zich verwijdert, komt de linkerhand naar u toe en omgekeerd. Het is een snelle schommelende beweging, waarbij u wel moet proberen de handen zo los en ontspannen mogelijk te houden. Vermijd pogingen de voet verder te draaien dan voor uw cliënt aangenaam is. Aan de andere kant moet u ook niet te ontspannen te werk gaan, want dan glijden uw handen van de voet af en mist het dessert zijn uitwerking.

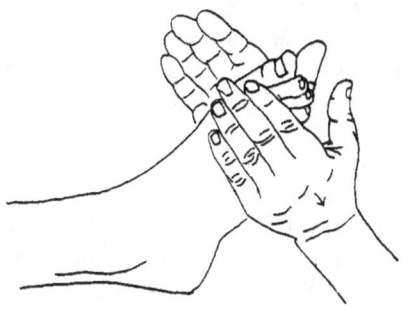

Dessert nummer twee:
de enkels inhaken

Dit dessert ontleent zijn naam niet aan een ongelukje tijdens het vissen, zoals eens verondersteld werd. Het is in feite een heel ontspannende techniek, mits goed toegepast. 'Haak' de basis van beide handpalmen vast boven de achterkant van de hiel en wel zo, dat de enkelbotten erdoor worden bedekt. Pas een wisselende beweging toe, ongeveer zoals bij het zijwaarts *heen en weer*-dessert, laat de hele voet heen en weer rollen, waarbij het enkelgewricht als spil dient.

De sleutel tot dit dessert is snelle ontspannen beweging, waarbij de handpalmen om de enkelbotten stevig op hun plaats blijven. U merkt wel dat u de greep te pakken hebt, als u de voet heen en weer ziet gaan in een nauwelijks meer te volgen beweging.

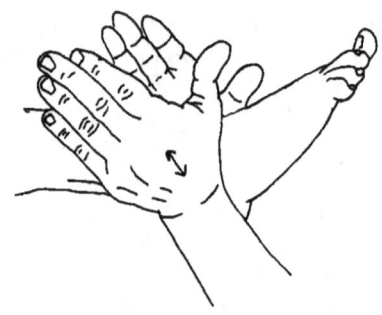

Dessert nummer drie:
ruggegraatdraaiing

Dit is een heerlijke methode om spanning te verminderen. Zet uw handen zodanig om de voet dat zowel beide wijsvingers als beide duimen tegen elkaar liggen. Zet de handen zo neer, dat de duimen zich op de voetzool bevinden en de vingers de bovenkant vasthouden. Uw handen moeten nu zo staan, dat terwijl beide wijsvingers en duimen elkaar raken, de voet wordt vastgehouden aan de binnenzijde, waar de welving is.

Draai nu de hand die het dichtst bij de tenen is, terwijl de andere hand stationair blijft. Maak een heen en weer gaande beweging met de draaiende hand (denk maar aan een wringbeweging, waarbij slechts een hand wringt). Handhaaf een gelijkmatig verdeelde druk, juist voldoende om de voet vast te hou-

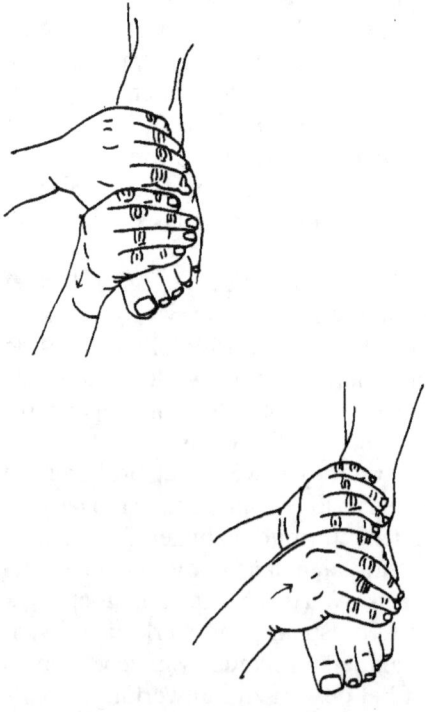

den zonder dat de handen er afglijden. Bij toepassing van dit dessert op de voet beginnen we bij het gebied van de onderrug. Maak een aantal draaibewegingen met de hand die het dichtst bij de tenen is, houd de andere hand stationair. Verplaats daarna beide handen iets naar de tenen toe en herhaal alles. Ga op die wijze door (dat wil zeggen vastgrijpen en draaien, verplaatsen, vastgrijpen en draaien, verplaatsen) tot de wijsvinger van de draaiende hand het basisgebied van de tenen bereikt. Ga niet door tot in het tenengebied. Draai beide handen niet gelijktijdig. Waar het om gaat is de voet te draaien rond het ruggegraatgebied (zie voetkaart), *niet* de gehele voet een wringingsgevoel te geven. U kunt het dessert ruggegraatdraaiing naar believen herhalen.

Dessert nummer vier: enkeldraaien

Dit dessert is ontworpen om een nauwkeurige methode te verschaffen voor draaiing in de enkels. Het is niet zo eenvoudig als vasthouden van de voet en draaien. Dat zou bepaald geen uitwerking hebben en het enkelgewricht zou niet deugdelijk draaien.
Gebruik de linkerhand om de rechtervoet bij de enkel te pakken en omgekeerd. Sla de vingers om de hiel, zodat de duim op de lymfstreek erboven staat. Houd met gelijkmatige druk vast. Neem met de andere hand de voet beet onder de basis van de grote teen aan de binnenkant van de voet. En pas ook bij dit vasthouden van de voet gelijkmatige druk toe. Beschrijf met het voorste deel van de voet volledige cirkels van 360°, en benut de hand die de hiel vasthoudt als draaipunt. Probeer te voelen wat het enkelgewricht doet, terwijl u met de bovenste hand de draaiing uitvoert. Hand-

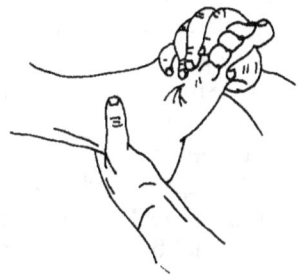

haaf een constante druk tijdens elke draaiing. Draai in beide richtingen. Knijp niet in de tenen. Maak soepele stevige draaiingen.

Dessert nummer vijf: longdruk

Dit dessert vergt handigheid. Het mag misschien gemakkelijk lijken, maar er is wel wat coördinatie voor nodig en heel wat behendigheid. Mits juist gedaan kan het bijzonder veel verlichting geven, vooral bij mensen die klachten in verband met de longen hebben.

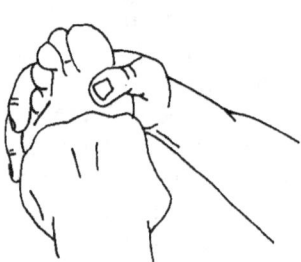

Maak voor de rechtervoet een vuist met de linkerhand. Zet de vuist tegen de voetzool in het longgebied, alsof u de voet wilt stompen. (Zie illustratie.) Leg de rechterhand over de longstreek boven op de voet en buig licht de vingers, zodat ze zich nog juist om de buitenkant van de voet kunnen krommen. Druk met de vuist tegen de voet en gebruik de rechterhand als 'steun in de rug'. Zodra u deze druk wegneemt, knijpt u met de rechterhand en duwt in de richting van de vuist. Nu is de vuist de 'steun in de rug'. De combinatie van deze twee stootbewegingen en het knijpen van de rechterhand heeft een soort knedende uitwerking. Het doel is een soepele golfachtige beweging. Denk maar aan een golf die op het strand slaat. De handen antwoorden elkaar met stotende bewegingen. De hand op de bovenkant van de voet heeft de moeilijkste rol: die moet stoten en knijpen tegelijk. Dit is geen krachtdadig dessert. Het is bedoeld om de bal van de voet op behaaglijke wijze te bewerken. Na enige oefening zal de techniek heel kalmerend blijken voor uw cliënt.

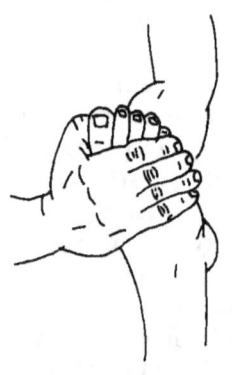

Om de linkervoet te bewerken wisselt u de handen. U mag de handen ook omgekeerd gebruiken, als er op een voet een gevoelige eeltknobbel in de weg zit.

Dessert nummer zes:
teendraaien

De principes van het *teendraaien* zijn identiek met die van het *enkeldraaien*. Het doel voor de teengewrichten komt overeen met dat voor de enkels tijdens het *enkeldraaien*.

Zet de vingers op de teen (als afgebeeld). De vingertoppen moeten bijna tot aan de basis van de teen reiken. Onder toepassing van stevige egale druk met de vasthoudende vingers en een lichte trek naar boven laat u de teen langzaam en gelijkmatig volledige kringen van 360° beschrijven. Draai in beide richtingen een aantal keren.

De grote teen is in dit geval natuurlijk de hoofdbron van de attractie, maar ook de kleinere tenen kunnen draaien. Gebruik in het algemeen de vingers van de rechterhand voor ronddraaien van de rechtertenen, en omgekeerd. Deskundig uitgevoerd is dit dessert kalmerend en werkzaam.

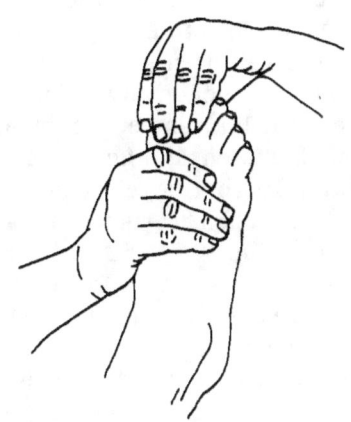

Dessert nummer zeven:
de vederlichte aanraking

Indien stress de Goliath is onder de oorzaken van fysieke klachten, is dit dessert de David die hem zal verslaan. Het is bijzonder doeltreffend, als het wordt toegepast op de streek van zonnevlecht/middenrif op de voetzool. Maar het kan ook worden gebruikt op de tenen (hals, hoofd/voorhoofdsholte) en de streek lymf/lies.

De *vederlichte aanraking* is in feite een uitstekende omschrijving. Het gaat om een lichte ritmische beweging onder toepassing van de techniek van de *lopende duim*. De grondconceptie is heel luchtig en snel het gebied te doorlopen dat bewerkt moet worden.

Probeer niet de reflexpunten als zodanig te bereiken, wanneer u over het gebied

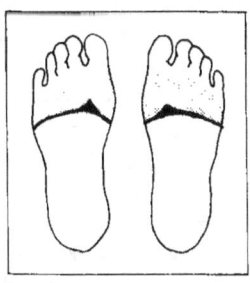

van zonnevlecht/middenrif *scheert*. Bestrijk het hele gebied door onder in de zonnevlechtstreek te beginnen en luchtig omhoog te gaan door de longstreek. Bemoei u niet met de inzinkingen. Werk luchtig en soepel en doorloop de hele streek meermalen van beneden naar boven. Omdat in dit gebied de voornaamste opslagplaatsen van stress in het lichaam liggen, moet de uitwerking van dit dessert dadelijk van het gezicht van uw cliënt af te lezen zijn. Let op de gezichtsuitdrukking om die gebieden of *vederlichte* technieken te vinden die het aangenaamst zijn.

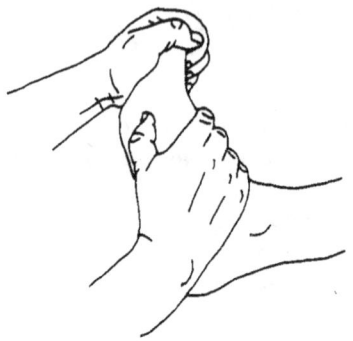

Om over de tenen te *scheren* loopt u er luchtig met de duim langs omhoog. Doe het met snelle lichte bewegingen. Zijn de tenen kort of dik, dan kan dit moeilijk zijn – maak er geen worsteling van. Loop dan eenvoudig langs de zijkanten omhoog of zoek andere gebieden waar u langs kunt *scheren*. Vergeet niet dat u de cliënt aangenaam wilt ontspannen.

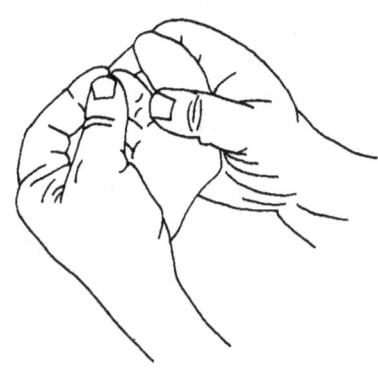

U kunt *vederlicht* met uw duim door het gebied van lymf/lies lopen, evengoed als door de algemene regio van de onderrug op de voet. Het lymfgebied leent zich heel goed voor snelle halen met de vingers ook. Voltooi de behandeling door snelle heel lichte streken met de vingers (als afgebeeld).

Dit dessert vergt enige zelfbeheersing. Reflexologen hebben nogal eens de neiging resultaten gelijk te stellen met het afbreken van afzettingen. Dit brengt uiteraard toepassing van verschillende hoeveelheden druk mee. Maar veelal is pijn of gevoeligheid, die weerstand biedt tussen uw druk en die afzettingen, ten dele een rechtstreeks gevolg van spanning of stress. Vijf minuten vederlichte aanraking kan uw cliënt een zo diepe ontspanning geven, dat de voeten letterlijk minder gevoelig worden voor de druk van de normale technieken. Waar het om gaat is natuurlijk dit: een ontspannen cliënt zal genieten *en* profiteren van de behandeling.

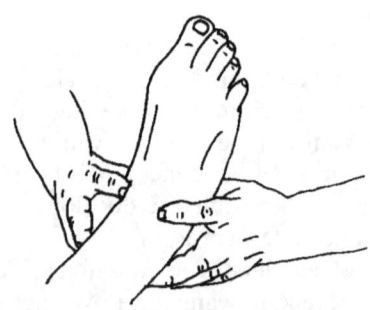

3. Behandeling

Het bijeenbrengen van technieken tot een samenhangend patroon is onderdeel van de reflexologie zelf. De technieken (hoofdstuk 2) bieden de meest doeltreffende en doelmatige manier om elk gebied te bewerken. Doel van de behandeling is de technieken te combineren tot een ordelijk en logisch patroon, teneinde de beste resultaten te krijgen en tegelijkertijd uw cliënt een ontspannende ervaring mee te geven.

Dit patroon is een systematische herhaalbare methode voor het bewerken van de gebieden op de voet. We hebben voorkeur voor het tweemaal bewerken van elke voet. De eerste maal wordt elk gebied op de voet bestreken, bij de tweede maal wordt extra aandacht besteed aan sleutelgebieden, afhankelijk van de behoefte van de cliënt. Het ten minste eenmaal bewerken van elk afzonderlijk gebied is nodig, omdat de reflexologie zich bezighoudt met het lichaam als een geheel. Bewerken van alleen de schouderstreek bij schouderklachten negeert de mogelijke samenhang met nek en rug, waarvan de gebieden in verband kunnen staan met de klacht en die in samenhang ermee bewerkt kunnen worden. Met andere woorden, bewerken van alle gebieden maakt behandeling van welke specifieke klacht dan ook lonender.

De keus van gebieden, waaraan u tijdens de tweede totale bewerking van elke voet extra aandacht wilt besteden, is geheel aan u. Dat maakt de reflexologie zo boeiend. Maar ze vergt wel ervaring en oefening. U zult gedwongen zijn elke voet telkens opnieuw te evalueren om erachter te komen, waar u de gewenste resultaten kunt bereiken.

Een begin maken

Begin de behandeling met een van beide voeten. Rechts of links beginnen is een kwestie van persoonlijke voorkeur. Maar gedraag u wel consequent bij elke cliënt. En, zoals gezegd, het gaat erom de voet waarmee u begint grondig te bewerken. Het overgaan van de ene voet op de andere is voor de cliënt minder ontspannend. Het maakt het u ook moeilijker u te herinneren welke gebieden u bewerkt hebt en welke daarvan extra aandacht vergen bij een tweede totale bewerking.

Het ten minste eenmaal grondig bewerken van elk afzonderlijk gebied houdt niet in, dat uw duim met elk gebied van de voet slechts *eenmaal* in aanraking komt. Bewerk een bepaald gebied door er met vele pasjes doorheen te lopen. Het voorbeeldpatroon (zie illustratie, blz. 74) laat zien hoe het gebied van de hypofyse wordt behandeld. U dient de hypofyse niet eenmaal, maar herhaaldelijk te bewerken.

Gebruik de desserts om continuïteit in uw technieken te brengen. (Zie blz. 60.) Houd ook voortdurend ten minste één hand aan de voet die u bewerkt. In de meeste gevallen zal dat de vaste hand zijn, want de werkende hand zult u steeds verplaatsen naar andere gebieden.

Ons patroonvoorstel begint met de tenen en werkt via de voet naar de hiel. U hoeft deze volgorde niet nauwkeurig over te nemen. Ontwikkel een volgorde die u het best ligt. Maar vergeet niet de desserts in te lassen en bewerk elk gebied van elke voet ten minste eenmaal. In het begin kan uw duim of vinger moe worden, als u te lang met een bepaalde techniek doorgaat. Leer uw technieken te variëren om vermoeidheid te voorkomen. Ga bijvoorbeeld, wanneer de lopende duim vermoeid begint te raken, over op een dessert of verwissel van handen en loop met de andere duim uit de tegenovergestelde richting. Zodra u na verloop van tijd meer kracht in uw hand krijgt, zal dit niet zozeer meer een probleem vormen.

Evalueren van de voet

Zoals een schilder bepaalde partijen in een doek naar voren haalt, zal ook de reflexoloog bepaalde gebieden op de voet identificeren en naar voren halen. Tijdens de tweede maal dat u de voet geheel bewerkt, krijgt u de gelegenheid extra aandacht te geven aan sleutelgebieden en speciale plekken. Dit is in de behandeling de fase van de 'evaluatie' en de feitelijke kern van uw doeltreffendheid en doelmatigheid. Uw vermogen tot evalueren zal bepalend zijn voor de mate waarin u resultaten boekt.

Sleutelgebieden zijn die, welke corresponderen met organen zoals endocriene klieren en de ruggegraat (als representatief voor het centraal zenuwstelsel), die de hoofdfuncties van het lichaam reguleren. Deze gebieden kunnen ten dele samenvallen met de speciale plekken, maar ze zijn van zoveel belang, dat ze extra aandacht vergen afgezien van uw evaluatie. De gebieden die u 'kiest' worden gekozen als gevolg van uw evaluatie.

Het zal tijd en oefening vergen om het evaluatieproces onder de knie te krijgen. Geboden is een klacht van alle kanten te overwegen. Het is lonend te weten waar men moet kijken en over een referentiekader te beschikken, waarmee men een klacht kan doorgronden. Het doel is tenslotte, zodra u extra aandacht aan een gebied besteedt, de beste resultaten te krijgen met de meest doelmatige inspanning. Blijkt de behandeling van de door u tijdens de evaluatie gekozen gebieden naderhand geen resultaten op te leveren, dan zult u uw patroon aan hernieuwde analyse moeten onderwerpen. Verandering van een gekozen speciale plek waaraan u extra aandacht wilt geven, kan soms de resultaten verbeteren. Onderzoek elke voet, blijf u bewust van wat u doet en ga door met evalueren.

Er bestaan criteria die u de weg kunnen wijzen bij de keus van gebieden die extra aandacht vergen. Komt de cliënt met een specifieke klacht bij u, raadpleeg dan de tabellen (blz. 114 tot 153). Staat de klacht alfabetisch vermeld in de 'tabel', lees dan de verwijzingen en de adviezen omtrent de techniek. Is de klacht niet in de tabel opgenomen, raadpleeg dan de paragraaf over anatomie terwille van algemene informatie over het lichaamsdeel dat klachten geeft. Onderzoek de aangegeven gebieden grondig. De tabel geeft u alleen een beginpunt aan. De *feedback* die u van de voeten zelf ontvangt, zal u nauwkeuriger de richting wijzen. Tenslotte zijn symptomatische klachten veelal misleidend. De grondoorzaak kan schijnbaar niets met de klacht te maken hebben.

We geven wat richtlijnen om uw effectiviteit te bevorderen bij die klachten, die niet in de tabel van ziekten zijn opgenomen. Wantrouw stress altijd als grondoorzaak (zie blz. 21). Bewerk het gebied van zonnevlecht/middenrif steeds opnieuw, gebruikmakend van de techniek van de vederlichte aanraking (zie blz. 65). Stuit u in een gebied op een afzetting of een klacht, controleer dan de hele zone op de voet en zoek naar gevoeligheid of afzetting. Deze gebieden kunnen de grondoorzaak zijn van de oorspronkelijke klacht, ze kunnen althans tot die klacht bijdragen.

Tast als middel tot evalueren

Evalueren draait om het waarnemen van gebieden met afzetting op de voeten. Die afzetting bestaat uit opeenhoping van calcium of lymfvocht (zie blz. 24). Afzetting dient in elk gebied bewerkt te worden. Niet alle gebieden die bewerking behoeven zullen zich evenwel door afzetting verraden, zodat de richtlijnen voor een evaluatie dan ook steeds gevolgd moeten worden.

Ontwikkelen van het vermogen veranderingen te ontdekken in weefsel en conditie van een voet is een vitale component in de opleiding van elke reflexoloog. Sommige calciumafzettingen, die aan de basis van de tenen bijvoorbeeld, zijn hard en daardoor moeilijk te onderscheiden van het bot. Andere afzettingen zijn zacht en voos.

Evenals andere technieken en deskundigheden binnen de reflexologie vergt het tasten naar afzetting de nodige oefening en, in dit geval, waarnemingsvermogen. Vergelijk uw voeten met die van een ander. Evalueer de tenen. Voelen uw tenen bij aanraking net zo aan als die van een ander? Kijk of er voos weefsel aanwezig is. Vertonen beide paren voeten precies dezelfde opzwelling op dezelfde plaatsen?

Het ontdekken van afzetting is essentieel voor uw evaluatie. Daarbij dient voorkomen te worden dat u de door u behandelde cliënt verontrust. Afzetting in een gebied wijst op congestie, die weggenomen moet worden. Maar die congestie moet wel in samenhang met de hele zone worden bekeken.

Evaluatie via lichamelijke stelsels

Heel wat gezondheidsproblemen staan in verband met algemene stelsels binnen het lichaam. Zij behoren thuis in algemene categorieën, omdat ze zelden tot een specifiek gebied beperkt zijn. De betrokken stelsels zijn: hormonaal (endocrien) stelsel, spijsverteringsstelsel, zenuwstelsel, hart- en vaatstelsel, lymfstelsel, ademhalingsstelsel, urinewegen, geslachtsorganen, skelet en spierstelsel.

Veelal zal uw cliënt over een medische diagnose van de bestaande klachten beschikken en u kunt in een medisch handboek opslaan welk stelsel aangedaan is. Maar soms kan het nodig zijn het betrokken stelsel te identificeren op grond van de *aard* van de klachten, die de cliënt opsomt.

Controleer bijvoorbeeld alle reflexgebieden van het spijsverteringsstelsel bij een klacht in een van de gebieden die voor dat stelsel worden genoemd. De tabel hieronder kan goede diensten bewijzen.

stelsels	organen of klieren
endocrien stelsel	hypofyse, bijnier, alvleesklier, eierstok/teelbal, baarmoeder/prostaat
spijsvertering	maag, galblaas, lever, alvleesklier, dunne darm, dikke darm
urinewegen	nier, urineleider, blaas
geslachtsorganen	eierstok, baarmoeder, eileider (vrouwen) teelbal, prostaat (mannen)
zenuwstelsel	ruggemerg, hersenen
bloedsomloop	hart, slagaders, aders
lymfstelsel	lymfvaten, milt, zwezerik
ademhalingsstelsel	long

Skelet en spierstelsel zijn over het hele lichaam aanwezig. Stress draagt bij tot klachten en kwalen van beide. Indien een bepaalde spier, een bepaald bot aangedaan is, benut dan verwijzingszones (zie blz. 19) en/of zoek het corresponderend gebied op de voet. Dat kan enig zoeken vergen.

Als geraamte voor het lichaam vereist het skeletstelsel speciale aandacht. De hals is een kruising voor schouders, armen en hoofd. Controleer de hals dus voor klachten in deze gebieden. De onderrug heeft invloed op alles in die streek met inbegrip van spijsvertering, voortplantingsorganen en benen. Het gebied kan goede diensten bewijzen aan of grondoorzaak zijn van veel klachten in die streek van het lichaam.

Evaluatie van concrete voetklachten

Schenk aandacht aan voetklachten als likdoorns, eeltplekken, ingegroeide of verdikte teennagels, eeltknobbels en verschoven botjes. Ze oefenen directe druk uit op een bepaald gebied van de voet, dat invloed heeft op het corresponderend deel van het lichaam.

De voetkwaal moet weggenomen worden om de negatieve uitwerking ervan op het lichaam te verhelpen. (Zie blz. 23.)

Het ontspanningsaspect

U bent met een mens bezig, niet alleen met een paar voeten. Het zich behaaglijk voelen van uw cliënt tijdens de behandeling is een zeer belangrijk element. De druk die u toepast dient afgestemd te zijn op het tolerantieniveau van de behandelde. In feite zal de druk die u uitoefent in de loop van een behandeling vele malen veranderen. Bepaalde gebieden op iemands voeten zullen gevoeliger blijken dan andere. Ontspanning wordt niet bereikt met enkel een paar desserts. Werken tot aan het tolerantiepunt van een cliënt in plaats van de pijndrempel te overschrijden draagt bij tot een algemeen gevoel van ontspanning en tot het vertrouwen dat de behandelde aan het eind van de behandeling moet hebben.

Er zijn verschillende manieren om iemands tolerantieniveau te bepalen. Houd uw blik op het gezicht gericht. Het duidelijkste teken van onbehagen zal zich in gelaatstrekken registreren. Ook de voeten zelf kunnen verstijven of van pijn vertrekken. Zodra u twijfelt, zult u de cliënt moeten vragen of u te veel druk toepast. Ga er niet zonder meer van uit, dat de ene voet dezelfde mate van ge-

voeligheid zal hebben als de andere. De gevoeligheid van voeten varieert bovendien van behandeling tot behandeling. U dient steeds alert te zijn voor de uitwerking die uw bewerking heeft.

Vergeet het nooit: als reflexoloog hebt u zich ten doel gesteld alle gebieden effectief te bestrijken en de behandelde toch een ontspannen gevoel te geven.

Ontspanningsoefening (zonnevlecht)

Dit is een oefening die primair ontworpen is voor ontspanning. Ze biedt dan ook een voortreffelijke manier om de behandeling te besluiten. Zet de vingers van beide handen op de bovenkanten van de voeten om hefboomwerking te krijgen. Zet beide duimen in de holte tussen de grote teen en de tweede teen onder de bal van de voet. U bent dan in het gebied van zonnevlecht/middenrif.

Leg de cliënt uit dat het om een ontspanningsoefening gaat. Verzoek de cliënt vier maal diep te ademen (of vaker, als u dat nodig acht), terwijl u lichte inwaartse druk op beide duimen uitoefent. Houd de druk constant maar aangenaam tijdens het ademen. Bij de laatste uitademing vermindert u geleidelijk de duimdruk. Het kan ook ontspannend en geruststellend zijn, als u met uw cliënt mee-ademt tijdens deze laatste oefening.

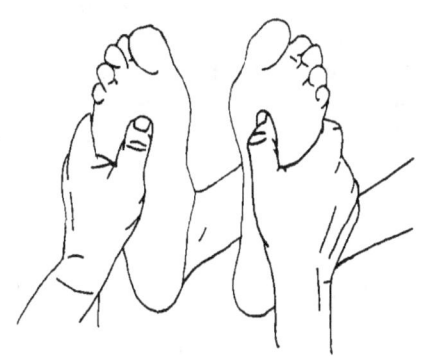

Zelfhulp

Huiswerk is een opgegeven program van technieken voor zelfhulp, waarmee uw cliënt tussen de behandeling door speciale uitgekozen gebieden kan bewerken. Het nut van huiswerk is tweeledig: de mensen worden aangezet zich meer in hun eigen gezondheid te verdiepen en de resultaten worden erdoor bespoedigd. Uw cliënt hoeft niet per se geïnteresseerd te zijn in kennisuitbreiding omtrent reflexologie en de daarbij horende technieken. De technieken zijn zeer doelmatig, maar stellig niet de enige methode om directe druk op de voeten uit te oefenen. De technieken kunnen ten behoeve van de zelfhulp worden gewijzigd. Er bestaan bovendien veel instrumenten die veilig gebruikt kunnen worden voor de verzorging van de voeten. In het algemeen zijn gladde ronde voorwerpen zoals golfballen of voetrollen uitstekend. Gebruik evenwel nooit instrumenten voor andermans voeten, want het is onmogelijk de druk voldoende te beheersen. Juist daarom is onze duim zo'n ideaal instrument. De duim is in staat afzettingen te ontdekken; hij is zacht en buigzaam en tegelijkertijd in staat variërende druk uit te oefenen.

Kies de opgaven zorgvuldig uit. Neem slechts een beperkt aantal punten die de cliënt moet bewerken, daar zelfhulp een zekere mate van tijd en toewijding voor de taak vergt. De opgaven kunnen steeds worden gewijzigd, maar huiswerk kan verwarrend en vervreemdend werken, als het niet eenvoudig en duidelijk wordt toegelicht. Bepaal zorgvuldig een niveau dat uw cliënt nog met goed gevolg kan beheersen.

praktijkgeval:
Een van onze cliënten is heel geestdriftig over zelfhulp. Ze was bereid alles te beproeven wat we voorstelden. Daar ze een uitzonderlijk allergische aandoening heeft, wat een doorlopende bron van ergernis en ongemak was, bevalen we extra huiswerk aan op de bijniergebieden van de handen. We droegen haar op in de loop van de dag telkens de bijnierreflex op elke hand te 'bewerken' en na te gaan of dat enige uitwerking had. Al heel gauw meldde ze verheugd dat ze 'de reacties voorkomen' kon door telkens drie tot vijf minuten haar handen te bewerken. Dit gaf haar het gevoel enige macht over haar aandoening te hebben, wat ze bijzonder prettig vond.

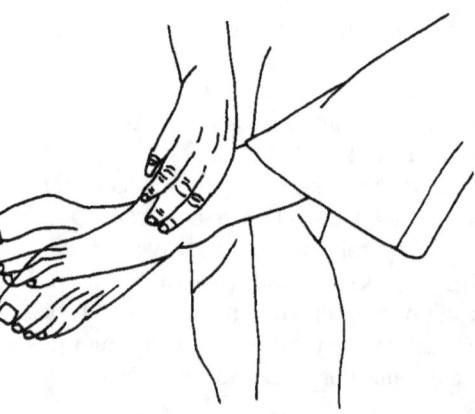

'. . . het lichaam is in feite een aggregaat van omstreeks 100 biljoen cellen, samengevoegd tot diverse functionele structuren, waarvan sommige organen worden genoemd. Elke functionele structuur levert zijn aandeel in het handhaven van de homeostatische gesteldheid in de extracellulaire vloeistof, die veelal het inwendig milieu wordt genoemd. Zo lang er normale omstandigheden in het inwendig milieu worden gehandhaafd, zullen de cellen van het lichaam in leven blijven en goed functioneren. Zodoende profiteert elke cel van de homeostase, en draagt elke cel van haar kant bij tot het handhaven van de toestand. Dit wederzijds samenspel zorgt voor het doorlopend automatisch functioneren van het lichaam, tot een of meer functionele stelsels hun vermogen verliezen hun aandeel daarin bij te dragen. Zodra dit gebeurt, lijden alle cellen van het lichaam eronder.'

Arthur G. Guyton
in: Basic Human Physiology, 1971, blz. 8

Voorgesteld behandelingspatroon

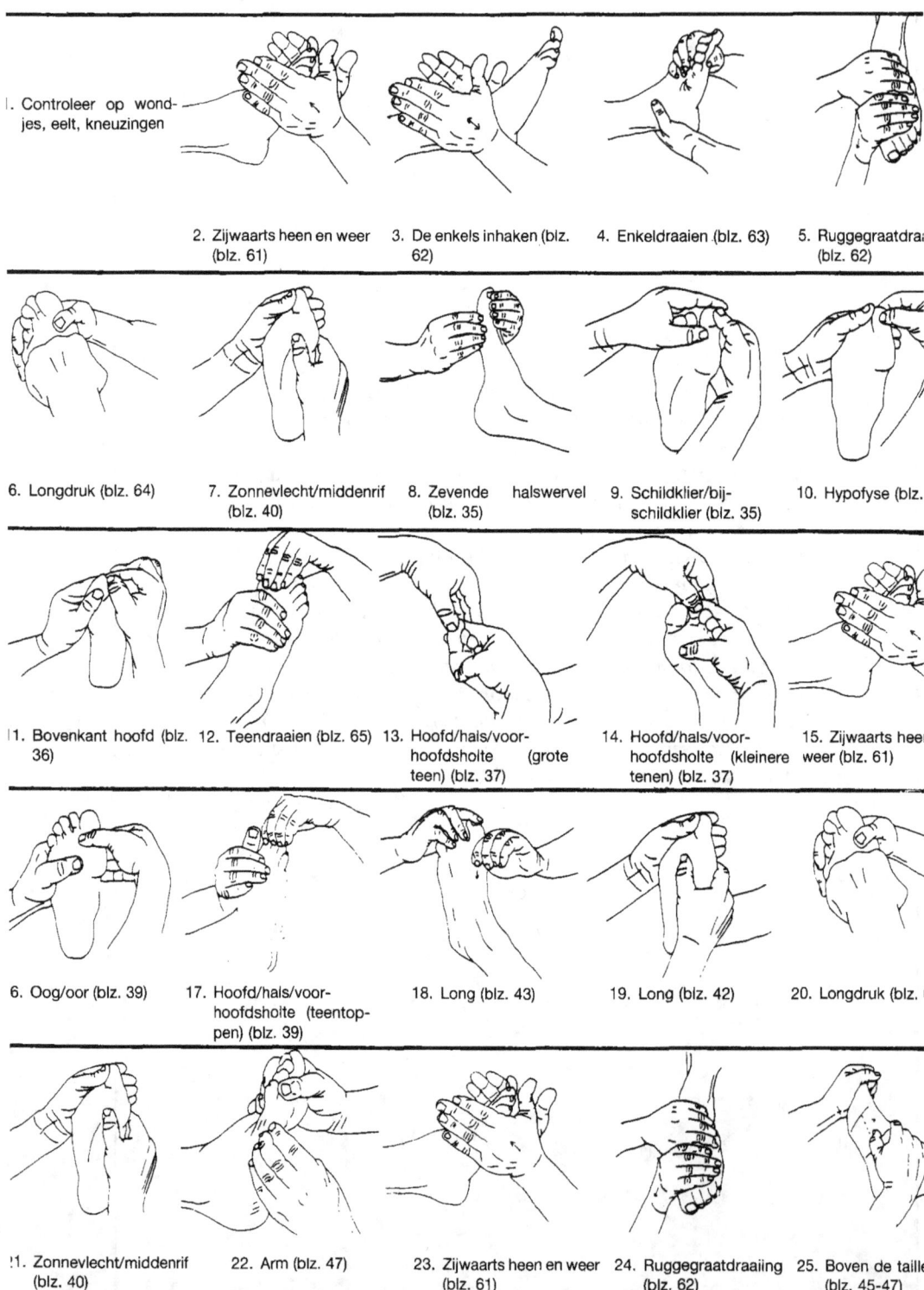

1. Controleer op wondjes, eelt, kneuzingen

2. Zijwaarts heen en weer (blz. 61)

3. De enkels inhaken (blz. 62)

4. Enkeldraaien (blz. 63)

5. Ruggegraatdra: (blz. 62)

6. Longdruk (blz. 64)

7. Zonnevlecht/middenrif (blz. 40)

8. Zevende halswervel (blz. 35)

9. Schildklier/bijschildklier (blz. 35)

10. Hypofyse (blz.

11. Bovenkant hoofd (blz. 36)

12. Teendraaien (blz. 65)

13. Hoofd/hals/voorhoofdsholte (grote teen) (blz. 37)

14. Hoofd/hals/voorhoofdsholte (kleinere tenen) (blz. 37)

15. Zijwaarts hee weer (blz. 61)

16. Oog/oor (blz. 39)

17. Hoofd/hals/voorhoofdsholte (teentoppen) (blz. 39)

18. Long (blz. 43)

19. Long (blz. 42)

20. Longdruk (blz.

21. Zonnevlecht/middenrif (blz. 40)

22. Arm (blz. 47)

23. Zijwaarts heen en weer (blz. 61)

24. Ruggegraatdraaiing (blz. 62)

25. Boven de taille (blz. 45-47)

Voorgesteld behandelingspatroon

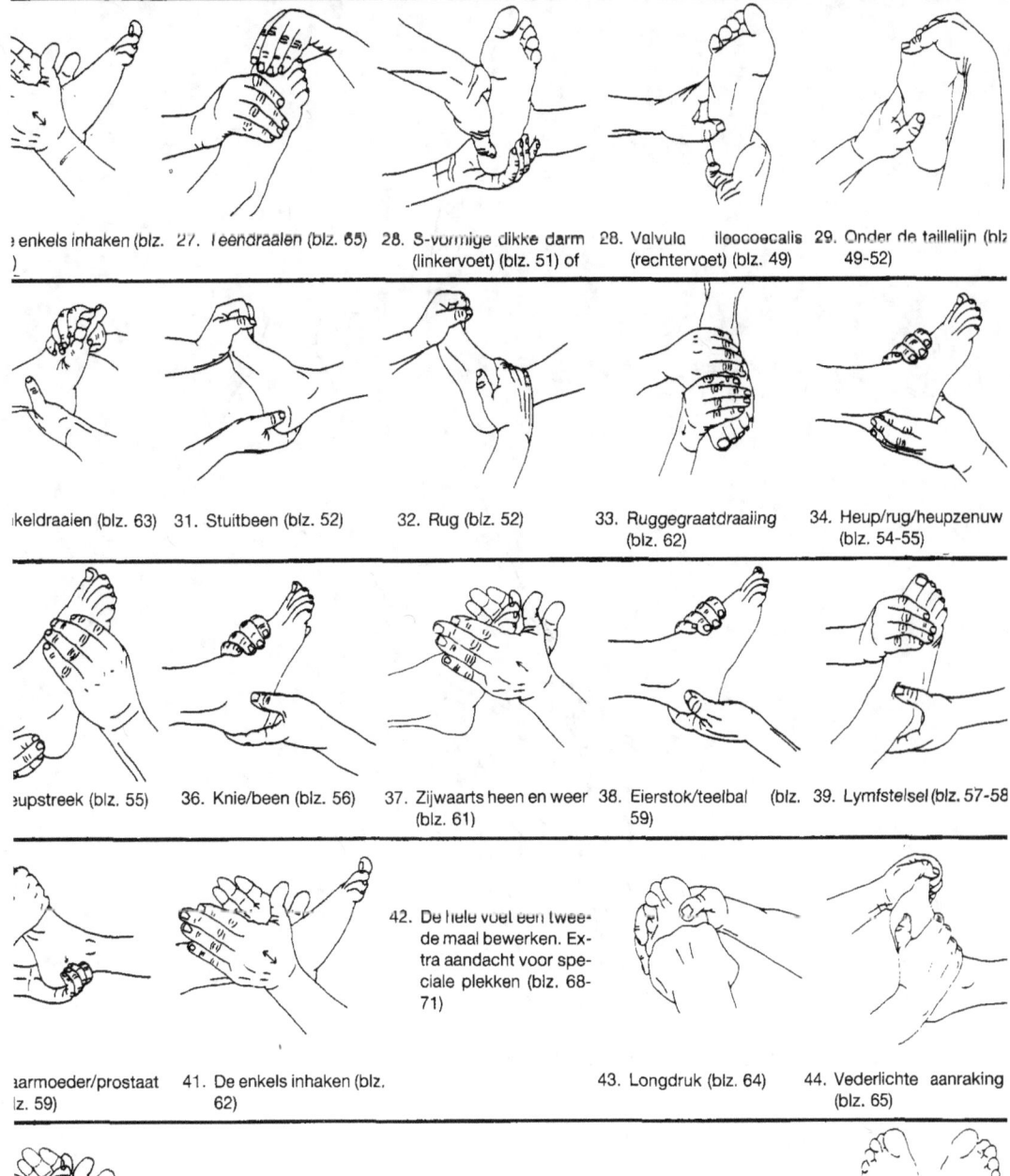

e enkels inhaken (blz. 27. Teendraaien (blz. 65) 28. S-vormige dikke darm 28. Valvula iloocoecalis 29. Onder de taillelijn (blz)
(linkervoet) (blz. 51) of (rechtervoet) (blz. 49) 49-52)

keldraaien (blz. 63) 31. Stuitbeen (blz. 52) 32. Rug (blz. 52) 33. Ruggegraatdraaiing 34. Heup/rug/heupzenuw
(blz. 62) (blz. 54-55)

eupstreek (blz. 55) 36. Knie/been (blz. 56) 37. Zijwaarts heen en weer 38. Eierstok/teelbal (blz. 39. Lymfstelsel (blz. 57-58
(blz. 61) 59)

42. De hele voet een tweede maal bewerken. Ex-
tra aandacht voor spe-
ciale plekken (blz. 68-
71)

aarmoeder/prostaat 41. De enkels inhaken (blz. 43. Longdruk (blz. 64) 44. Vederlichte aanraking
lz. 59) 62) (blz. 65)

47. De hele linkervoet een
46. Procedure herhalen tweede maal bewer- 48. Desserts herhalen (blz.
voor linkervoet ken. Extra aandacht 60-66)
voor speciale plekken
(blz. 68-71)

ijwaarts heen en weer 49. Ontspanningsoefening
lz. 61) (zonnevlecht) (blz. 71)

75

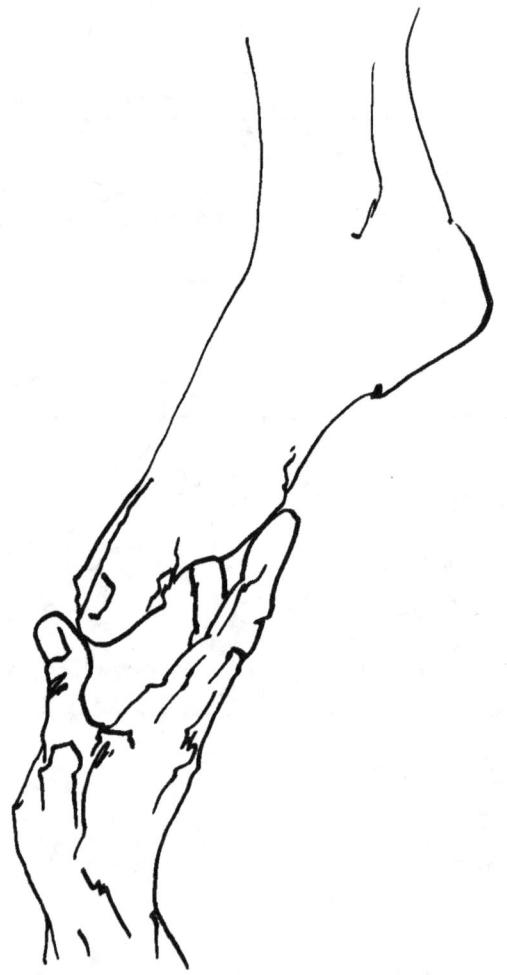

4. U als reflexoloog

Of u de reflexologie nu uitoefent als beroep of slechts op de voeten van familieleden en vrienden toepast, bepaalde richtlijnen en regels moeten worden opgevolgd. Ze zijn van wezenlijk belang zowel voor uw professionele reputatie als reflexoloog als voor veiligheid en bescherming van uw cliënten en van uzelf. Reflexologie vereist een systematische benadering en zelfdiscipline. Elke behandeling dient ernstig te worden genomen. Een behandeling die begint met een zeer serieuze benadering zal veel aan geloofwaardigheid winnen.

De reflexologie met haar enigszins onconventionele en revolutionaire aanpak zal ongetwijfeld op scepticisme blijven stuiten. U zult zelfs onder familie en vrienden sceptici aantreffen. Maar als u iemand bekendmaakt met technieken en filosofie van de reflexologie, zal de mate waarin u zelfvertrouwen en zelfdiscipline toont bij wat u vertelt grote invloed hebben op de eerste reactie van de ander. U kunt uiteraard niet iedereen bekeren, maar als u een meer professioneel imago toont, zullen de meesten u wel ernstig nemen.

In deze paragraaf behandelen we de vele regels en richtlijnen die u als reflexoloog van nut kunnen zijn. Het ligt in de rede dat u een duidelijke definitie achter de hand moet hebben aangaande datgene, wat reflexologie is en wat het niet is, wat reflexologie kan doen en wat niet. Of uw cliënt alles wat u vertelt volledig begrijpt, is daarbij niet uw zwaarste zorg. Bied maar gewoon aan een en ander te laten zien. De meeste mensen vinden het aangenaam dat hun voeten worden behandeld. Het is veelal een nieuwe ervaring voor hen en vrijwel altijd een ontspannende. Ga wat gemoedelijk te werk, als u behandeling aanbiedt; van 'agressieve verkooppraktijken' moet u het niet hebben. De meeste mensen stellen een agressieve benadering, het getuigenis-model, niet op prijs. Hoe vaak hebt u zich aan reclameboodschappen in de krant of op de televisie geërgerd? Het is uiteraard verleidelijk een paar verbluffende staaltjes van genezing ten beste te geven, zoals elke reflexoloog ze wel kent; maar, eerlijk gezegd, ze klinken een beetje ongeloofwaardig en zijn voor velen moeilijk te aanvaarden. Wees dus maar liever oprecht. Geef toe dat u bepaalde dingen niet weet. Vertel uw aanstaande cliënt wat u *kunt* vertellen, en doe geen beloften.

Ga professioneel te werk. Als u een kantoor binnenloopt, dat goed is ingericht en waar alles als vanzelf loopt, dan komt u onder de indruk van een soort gezag, een zekere stabiliteit die daarvan uitgaan. Gezag wordt ook in kleinere dingen overgedragen. Uw visitekaartje, uw stijl van kleden, de inrichting van uw spreekkamer, dat alles moet voortdurend de boodschap uitstralen: 'Deze reflexoloog weet wat hij doet.' Ook al bent u niet professioneel met reflexologie bezig, dit soort dingen zijn toch belangrijk. Het is beter dat men u ernstig neemt dan dat u als een buitenbeentje wordt beschouwd. De aanvaarding van reflexologie is aan het veranderen. Het door de pers verspreide beeld gaat van grappig over in serieus. Verlies niet uit het oog dat het 'serieuze' beeld van de reflexologie mede door u gemaakt wordt. Voor iedere 'kwakzalver' die reflexologie beoefent, zijn tien serieuze professionele werkers nodig om de schade aan het imago ervan te herstellen.

Regels

De volgende regels worden gegeven in relatieve volgorde van belangrijkheid. Dit wil niet zeggen, dat de laatste paar niet belangrijk zijn. We willen er alleen op wijzen waarom het vooral gaat.

Stel geen diagnose!

Een voetkaart is niet meer dan een voetkaart. Er moeten heel wat complexe factoren in overweging worden genomen, eer men ertoe mag overgaan voor arts te spelen door een klacht te diagnostiseren alleen op grond van enige kennis van de reflexgebieden op de voet. Al kan reflexologie onthutsend accuraat zijn, als er een momentopname van iemands gezondheidstoestand wordt gegeven, er kunnen ook totaal verkeerde conclusies worden getrokken. Het is *niet* uw rol te ontdekken wat eraan schort en een diagnose te stellen, maar een behoedzame professionele combinatie van observatie en behandeling te geven, die resultaat heeft, *afgezien van wat er volgens u of de cliënt met diens gezondheid aan de hand is*. Dat feit maakt de reflexologie tot zo iets moois. Ze is werkzaam zonder diagnose!

Dat wil niet zeggen dat u geen overleg met uw cliënt mag plegen door praten en observeren. Als u meer wilt weten over gevoeligheid in een bepaald gebied van de voet, kunt u een vraag stellen zoals: 'Hebt u wel eens pijn in uw nek?' – of: 'Merkt u wel eens dat u uw arm moeilijk kunt bewegen?' En verder moet u niet gaan. Let wel op de antwoorden die u krijgt. Ze zullen u verwijzen naar gebieden op de voet, die extra bewerking behoeven. Waak ervoor zodanig te reageren, dat de cliënt zich nog meer zorgen over zijn of haar gezondheid maakt, dan al het geval is. Zeg tegen de cliënt dat gevoeligheid heel veel voorkomt en stellig niet altijd een aanwijzing is voor een chronische afwijking. Stelt de cliënt u vragen over een bepaald gebied, maak dan duidelijk *dat u geen diagnose mag stellen*. Geef toelichting bij de betrokken reflexgebieden en hun relatie met de zones van het lichaam. Bedenk steeds dat uw observatie die van de reflexoloog is, en niet de diagnose van een arts.

Schrijf geen recepten!

Een van de zwaarste verleidingen waaraan de reflexoloog blootstaat is de behandelingen te combineren met voedingsvoorschriften (bijvoorbeeld vitaminen, mineralen en diëten). De drang tot diagnostiseren wordt veelal gevolgd door de drang het snelwerkend aangewezen middel voor te schrijven. In combinatie kunnen deze twee verkeerde praktijken tot gevolgen leiden, tegengesteld aan wat u en uw cliënt beogen. Ze kunnen zelfs desastreuze gevolgen hebben. Stel dat u iemand eerst vertelt dat hij iets aan zijn lever heeft en vervolgens de juiste vitaminen of het juiste dieet voorschrijft voor leverklachten. Als uw diagnose niet klopt, verspilt u uw tijd en pleegt u met uw voorschrift een aanslag op gezondheid en geld van de cliënt. Geef alleen uw *mening* om uw observaties aan de cliënt over te brengen. U kunt beter zeggen: 'Het zou misschien goed voor u zijn wat meer water te drinken', dan 'Ik beveel u aan dat u acht glazen water per dag drinkt'. U kunt zoiets zeggen als: 'Naar mijn ervaring is het vaak heilzaam u aan een voedzaam dieet van volwaardig voedsel te houden met althans de minimale dagelijkse dosis vitaminen en mineralen', in plaats van: 'Neem twee gram vitamine C per dag om uw leverfunctie te verbeteren.' Geef niet toe aan de *verleiding* om *wie dan ook wat dan ook wanneer dan ook* voor te schrijven! Wordt uw mening gevraagd, geef die dan, maar bedenk daarbij dat veel cliënten geneigd zullen zijn u op uw gezag te geloven. Nog eens, vertel de cliënt *alleen* wat u *zeker* weet. Dan bent u al een eind op weg naar een geslaagde heilzame relatie tussen therapeut en cliënt.

Behandel niet voor een speciale kwaal!

We hebben een reflexoloog gekend die regelmatig per krantenadvertentie beloofde rugpijnen en diverse andere kwalen te zullen verhelpen. Dergelijke reclame betekent uiteraard vragen om moeilijkheden. Het gedrukte woord heeft invloed en lokt veelal een respons en actie uit van de autoriteiten op medisch gebied. Zelfs visitekaartjes en andere vormen van reclame (teksten in de wachtkamer bijvoorbeeld) moeten zorgvuldig opgesteld worden, zodat er sprake is van een eerlijke benadering rechtdoor-zee, waarbij beloften bepaalde kwalen te genezen, worden vermeden, en de reflexologie niet tot 'koopwaar' afglijdt.

Een reflexoloog dient daarnaast zorgvuldig te overwegen, wat hij of zij de toekomstige cliënt omtrent de reflexologie zal vertellen. Zoals inmiddels duidelijk zal zijn, mogen er geen beloften tot behandelen van specifieke klachten worden gedaan. Zet uiteen dat u niet kunt voorspellen wat het resultaat van behandelen zal zijn, maar verklaar u bereid de grondbeginselen van de reflexologie op samenhangende en professionele wijze toe te passen op elk paar voeten. Blijft de cliënt op garanties aandringen, zeg dan zonder meer dat garanties geen onderdeel van het programma uitmaken en adviseer de cliënt een arts te raadplegen voor een professioneel medisch advies. Het is beter een potentiële cliënt te verspelen dan met juridische verwikkelingen het toekomstig succes en de vooruitgang van uw werk in gevaar te brengen.

Bedenk ten slotte dit: Zolang u de filosofie van de reflexologie op professionele samenhangende wijze toepast, in uw techniek steeds doeltreffender tracht te worden en een paar voeten steeds beter leert observeren, zullen de resultaten voor zichzelf spreken. Aanstaande cliënten zullen meer vertrouwen stellen in een bescheiden, maar zelfverzekerd optreden, wanneer u, in plaats van beloften te doen die u misschien toch niet kunt houden, kiest voor een gedisciplineerde samenhangende benadering. Laat zien dat reflexologie een stelsel is van weldoordachte technieken en observaties, waarvan het doel uiteindelijk is iedereen in staat te stellen een rol te spelen in het sturen en in stand houden van de eigen gezondheid.

Wat zegt u dus tegen uw cliënt?

Nu u zich bewust bent van wat u *niet* moet doen of zeggen, zullen we nagaan wat u de cliënt *wel* moet vertellen. Begin met de volgende beknopte definitie van de reflexologie van buiten te leren:

Reflexologie is het bestuderen van de reflexen op de voeten corresponderend met elk deel van het lichaam. Het bewerken van deze reflexen neemt spanning weg en helpt het lichaam zijn eigen evenwicht te vinden.

Leg ten tweede uit hoe de voeten samengesteld zijn (gebruik indien mogelijk een kaart). Er dienen geen geheimen te zijn. Wees open en behulpzaam als dergelijke informatie wordt verlangd. Toon u ten slotte ook bereid uw technieken te omschrijven. Bedenk dat u zich deels ten doel hebt gesteld via demonstratie op te voeden. U dient uw cliënten voortdurend aan te moedigen mee te doen aan een zelfhulpprogramma. Dat kunt u bijvoorbeeld doen door zoveel mogelijk informatie te geven.

Richtlijnen

Niet anders dan binnen elke serieuze discipline vergt ook de reflexologie hard werken en toewijding van degenen die haar beoefenen. Er zijn geen kortere wegen naar het doel. De snelste manier om tot resultaten te komen is voor elk paar voeten dat u bewerkt dezelfde: steeds maar weer toepassen van de regels en richtlijnen zoals we ze besproken hebben, in combinatie met doeltreffende en doelmatige technieken. Het gaat altijd weer om de veiligheid en het welzijn van uw cliënt.

Visuele observatie

Eer u welk paar voeten dan ook gaat bewerken, dient u ze na te kijken op afwijkingen (bijvoorbeeld likdoorns, eeltplekken, kneuzingen, verstuikingen). (Zie blz. 23-24.) Pijnlijke gebieden op de voet dienen vermeden te worden. (Zie ook 'Verwijzingsgebieden', blz. 19.) Let op de conditie van de teennagels (bijvoorbeeld ingegroeid, gescheurd). Blijken er ernstige klachten te bestaan, stel uw cliënt dan voor naar een pedicure of eventueel naar een pedotherapeut te gaan. Vraag ter voltooiing van uw inspectie aan de cliënt, of er pijn of andere afwijkingen zijn, waarvan u op de hoogte dient te zijn. We wijzen erop dat likdoorns en eeltplekken wel bewerkt moeten worden. (Zie tabel, blz. 114, en Behandeling, blz. 67.)

Bewerk geen gebied met letsel

Nooit ofte nimmer mag u een gebied met letsel bewerken. Als u een wond of kneuzing aantreft, werk er omheen. Bestaat er een voetkwetsuur (gebroken bot, verstuiking, aderontsteking, enzovoort), laat de voet dan met rust, maar wijs uw cliënt op corresponderende gebieden die bewerkt kunnen worden tot heil van het gekwetste gebied. (Zie blz. 19.)

Lengte vingernagels

Nagels van de lopende vinger en duim mogen nooit in aanraking komen met de huid van de voet. Het is dan ook ondenkbaar dat iemand veilig en met goed gevolg kan werken met lange nagels. Een juiste techniek gaat eenvoudig niet samen met lange nagels, die altijd ongemak zullen veroorzaken en zelfs de huid kunnen beschadigen.

Instrumenten

Het mooie van de reflexologie ligt in de veiligheid en de beheersing die mogelijk is, wanneer de menselijke hand zich om de menselijke voet legt. In deze tijd van ver gevorderde techniek is de verleiding heel groot geautomatiseerde oplossingen te zoeken voor elke werksituatie. Reflexologen zijn niet gevrijwaard gebleven van deze verleiding. Ze hebben geëxperimenteerd met boortjes, stokjes, klemmen en bouten en welke apparaten niet, op zoek naar 'een gemakkelijker methode' voor het bewerken van de voeten, *maar er bestaat geen gemakkelijker methode om veilig en doeltreffend de technieken toe te passen dan die met de menselijke hand.* Instrumenten hebben geen gevoel. Zonder gevoel is het moeilijk de hefboomwerking en druk te beheersen. Zodra u deze beheersing verliest, kunt u gemakkelijk spieren, pezen, zenuwen, botten of huid beschadigen. Laat instrumenten achterwege bij reflexologische behandelingen.

Knokkels

De neiging de knokkels te benutten om diep in een of ander gebied van de voet door te dringen, berust zowel op een verkeerde interpretatie van de betrokken principes als op het blijkbaar niet aanwezige vermogen het bewuste gebied doeltreffend volgens de grondtechnieken te bewerken. Al kost het inderdaad tijd de kracht in de hand zo ver te ontwikkelen, dat u sterke gelijkmatige druk kunt toepassen tijdens meer dan een paar pasjes, de knokkels zijn *geen* oplossing. Knokkels kunnen evenveel schade aanrichten als andere instrumenten. (Zie blz. 80.) Houd u aan de grondtechnieken van de lopende duim of vinger. Tracht ze te vervolmaken en de kracht in uw handen te vergroten, zodat u de mate van druk zo nodig kunt variëren en alle noodzakelijke punten doeltreffend en veilig kunt bereiken.

Crèmes, lotions en dergelijk spul

Crèmes en lotions bewijzen goede diensten bij massage, maar niet in de reflexologie. De huid van de voeten insmeren heeft tot gevolg dat u uw doel voorbijstreeft. U moet het dan ook niet doen. Doordat de wrijving tussen de lopende vinger en de huid van de voet wellicht vermindert, wordt het moeilijk de voet goed vast te houden en daardoor treedt verlies aan hefboomkracht op. U zult er ook veel reflexen door missen, want uw lopende vinger zal uitglijden en er overheen gaan. Bij dat uitglijden zou u zelfs een pees kunnen beschadigen of nodeloos ongerief veroorzaken. Wil uw cliënt na afloop van de behandeling, een huidcrème op de voeten, dan is daar geen enkel bezwaar tegen. Tegen transpirerende voeten helpt elke soort zacht toiletpoeder.

Mate van druk

Het vergt tijd te leren hoeveel druk toegepast moet worden voor verschillende klachten en op verschillende voeten. In het verleden hebben reflexologen hun succes wel eens gemeten aan de hand van de hoeveelheid pijn die ze konden veroorzaken. Al weten we inmiddels dat enige pijn onvermijdelijk is en een voortreffelijke aanwijzing kan zijn voor gebieden die extra aandacht vergen, we hebben ook geleerd dat een van de primaire doelstellingen van de reflexologie is de cliënt te helpen zich te ontspannen. Op die grond is het begrip 'behandeling' ontstaan. We hebben een heel specifieke en goed georganiseerde benadering voor het bewerken van een paar voeten. Desserts (zie blz. 60-66) worden op strategische momenten tijdens een behandeling ingelast om spanning weg te nemen, en stress te verminderen. Daarom is het voor elke reflexoloog zo belangrijk dat hij zich scherp bewust wordt van de continuïteit tussen bewerken van de reflexen en geven van een dessert. Wordt de mate van druk te groot, dan zal de cliënt merken dat uw beheersing ontoereikend is, en zal hij elke pijnscheut al bij voorbaat voelen. Dit kan kennelijk geen ontspannende uitwerking hebben. Verhoog tijdens een behandeling de druk tot aan het tolerantiepunt en verlaag hem dan. (Hefboomwerking is het instrument waarmee u de druk kunt aanpassen. Zie blz. 27.) Vergeet vooral nooit, dat het tijd kost resultaten te bereiken. Tijdens een geregeld behandelprogramma kunt u de druk op de voeten van een cliënt geleidelijk opvoeren. Probeer niet het allemaal in één behandeling te doen!

De normale duur van een behandeling is dertig tot vijfenveertig minuten. Is uw cliënt evenwel ziek, dan moet u korter en vaker behandelen. Het gaat er niet om dat u uw cliënt in gevaar zou brengen, maar bij behandelingen van normale duur zou deze cliënt zich nodeloos onbehaaglijk kunnen voelen door deze extra belasting van zijn lichaam.

Het is de verantwoordelijkheid van de reflexoloog de vooruitgang van elke cliënt van behandeling tot behandeling te begeleiden. Een oudere persoon met een oude chronische klacht zal heel wat meer tijd vergen voor er resultaten komen dan iemand met dezelfde klacht die jong is. De meeste mensen beginnen na vier tot acht weken enig resultaat te zien. Gaat het om een ernstige klacht, dan zal dat waarschijnlijk langer duren. Nog eens, de cruciale factoren zijn consistentie en regelmatige behandeling. Bij een chronische patiënt zullen misschien wel drie behandelingen per week nodig zijn over een langdurige periode. Het toepassen van zelfhulp moet voortdurend worden bevorderd. (Zie blz. 72.)

Begin in normale omstandigheden uw cliënt tweemaal per week te behandelen. In bepaalde gevallen zult u de cliënt misschien wel vaker willen laten komen. Daar de sleutel tot resultaten door middel van reflexologie regelmatig behandelen is, bent u bij behandeling tweemaal per week zeker, dat de betrokkene zo om de drie dagen volledig bewerkt zal worden. In combinatie met zelfhulp zal deze regeling optimale resultaten geven. U kunt in de loop van de behandelingen, zodra er verbetering valt te constateren en de voeten van de cliënt genormaliseerd raken, de frequentie van de behandelingen desgewenst terugbrengen.

Reacties

Het komt voor dat een cliënt na een behandeling een of andere reactie krijgt. Meestal gaat het om een algemeen gevoel van onbehagen door het hele lichaam en soms kan er zelfs tijdelijk een gevoel van onwelzijn optreden. Raak niet in paniek als dit zich voordoet. Stel uw cliënt gerust met de verzekering dat dit veel voorkomt en snel voorbijgaat. Gaat het om een klacht die aanvankelijk aan een reactie doet denken, maar die niet voorbijgaat, dan zou het wel eens geen reactie kunnen zijn. In zo'n geval de cliënt naar een arts verwijzen.

Daar de meeste reacties veroorzaakt worden door het plotseling loskomen van giftige stoffen en afvalstoffen die in de bloedbaan komen, is een goede methode ter voorkoming het grondig bewerken van de nierstreek op elke voet (zie blz. 49) tijdens de eerste behandelingen van een nieuwe cliënt. Zelfs volkomen gezond lijkende mensen kunnen deze tijdelijke reacties krijgen.

De voeten van uw cliënt dienen zo hoog te liggen, dat uw armen en rug niet overmatig worden belast. Een verstelbare ligstoel met voetensteun leent zich uitstekend voor het doel: het comfort van de cliënt is verzekerd en u kunt de voeten hoog genoeg opvijzelen om ze te kunnen bewerken. Ga op een laag krukje of klein stoeltje zitten met de te behandelen voeten ongeveer ter hoogte van uw borst. In deze positie kunt u ook de gezichtsuitdrukkingen van de cliënt in het oog houden, zodat u in staat bent te bepalen wanneer u met de mate van druk (zie blz. 81) het tolerantieniveau hebt bereikt. Elk mens is uniek, en rechtstreeks oogcontact vanuit deze houding maakt het u mogelijk na te gaan hoe iemand op uw behandeling reageert en u daaraan aan te passen. Ligt uw cliënt tijdens de behandeling om een of andere reden plat uitgestrekt (door ziekte bijvoorbeeld, of verlamming of in samenhang met een andere therapie), zorg er dan voor dat u het hoofd van een kussen voorziet, zodat u het oogcontact kunt handhaven. Anders zoudt u de cliënt pijn kunnen doen.

Blote voeten bewerken

Werk waar maar mogelijk op de blote voeten. Nylons of sokken zitten in de weg en zijn hinderlijk voor de lopende vingers. Sommige cliënten zullen dit niet verwachten, reden waarom u het vóór de eerste behandeling moet uitleggen.

Handen wassen

Was steeds uw handen na het bewerken van een paar voeten. Maak er een gewoonte van. Het is niet alleen om hygiënische redenen verstandig, maar draagt ook bij tot uw professioneel imago. Zindelijkheid is onderdeel van deugdelijk behandelen.

Algemene problemen

Mythen

Er zijn omtrent de reflexologie meer mythen in omloop dan dit boek pagina's bevat. Ze kunnen schadelijk zijn in hun gevolgen, want ze vinden, evenals geruchten, steeds een willig oor. We zullen een paar van de kwalijkste bespreken.

Mythe: *Reflexologie is niet veilig voor zuigelingen.*

Feit: Onwaar. Reflexologie is veilig voor *iedereen*! In de praktijk vinden kinderen het heerlijk dat hun voeten worden bewerkt, want zij kunnen het direct en natuurlijk plezier ervan nog ervaren. Op voeten van zuigelingen wordt lichtere druk toegepast, en zelfs koliek is er wel eens mee verholpen. De technieken moeten aan de kleine voetjes worden aangepast. In het algemeen vinden baby's het lekker en hebben ze baat bij de heel lichte druk op hun voetzoelen.

Mythe: *Reflexologie is niet veilig voor zwangeren.*

Feit: Onwaar. Mocht er vrees voor een miskraam bestaan, dan kan reflexologie alleen maar het lichaam *helpen* zijn eigen evenwicht te vinden. Een miskraam is een reactie van het lichaam, *geen* reactie op de reflexologie. In geen enkel geval is aangetoond dat reflexologie het lichaam zou hebben gedwongen iets te doen wat het niet wilde.

Mythe: *Reflexologie is niet veilig voor suikerpatiënten.*

Feit: Niet waar. Insulineshock is gevolg van onjuiste behandeling van suikerpatiënten. Het is *geen* gevolg van, heeft in het geheel niets te maken met reflexologische behandelingen. Iemand met suikerziekte heeft een ernstig aangetaste gezondheid, wat doorlopende aandacht vergt. Reflexologie mag en behoort te worden toegepast bij suikerzieken zo goed als bij patiënten in het algemeen om de homeostase te helpen herstellen.

Mythe:	*Reflexologie kan een hartaanval veroorzaken.*
Feit:	Niet waar. Een jeugdige reflexologe vertelde eens, dat ze 'een man een hartaanval had bezorgd'. Bij navraag bleek ons dat ze de man eenmaal een reflexologische behandeling had gegeven en wel een week voor zijn hartaanval. Ze meende dat zij die veroorzaakt had! Vaak kunnen we afzetting en gevoeligheid in de borststreek ontdekken op de voeten van iemand met een hartkwaal. Maar het is niet mogelijk de diagnose 'hartkwaal' te stellen op grond van een dergelijke gesteldheid van de voeten. Wijs er steeds op dat iemand die iets voelt dat niet normaal is, dadelijk een arts moet raadplegen.

Reflexologie is als zodanig volkomen veilig. Met zelfbeheersing en gezond verstand kan een reflexoloog dat zo houden. Daar er enige pijn optreedt bij het verwijderen van afzetting in de reflexgebieden, kan die pijn benut worden als een signaal om te snel of te krachtig bewerken te voorkomen. Treft u een reflexoloog die druk blijft toepassen tot boven uw tolerantiepunt, zeg dan maar dat dit niet moet, en zoek desnoods een andere reflexoloog.

Er is een pees die langs de voetzool loopt en van groot belang is. (Zie blz. 45.) Bewerk nooit die pees in strak gespannen toestand. Enigszins verslappen van de greep op de tenen zal kneuzing of erger kunnen voorkomen.

Ethiek en professionalisme

Het zal u niet ontgaan zijn dat het punt professionalisme al in dit hoofdstuk meer dan eens ter sprake is gekomen. Of u nu al of niet van de reflexologie uw beroep hebt gemaakt, tracht steeds uw cliënt, familielid of kennis, bij wie u de voeten behandelt, een goed beeld van het vak te geven.

Het plezier dat u in de reflexologie hebt, het succes dat u ermee behaalt, het zijn nevenprodukten van uw vermogen medemensen te helpen. Aanvaarding van uw rol als reflexoloog brengt mee, dat u beseft verantwoordelijk te zijn voor degene wiens voeten u bewerkt. Dat vergt een hoge mate van persoonlijke discipline en de bereidheid anderen te helpen. Reeds wanneer u de technieken hebt aangeleerd begint uw feitelijke verantwoordelijkheid. Deze bestaat uit drie belangrijke componenten: professionele instelling, ethisch zakelijk gedrag en een programma voor onafgebroken zelfopleiding.

Uw instelling is belangrijk. Neemt u *zelf* uw werk ernstig? Kunt u aanvaarden dat u niet mag juichen over uw successen en die van de reflexologie? Gaat er van u een rustig vertrouwen uit in wat u doet, zonder dat u tot 'agressieve verkoop praktijken' vervalt? Kunt u onder woorden brengen wat u doet en beknopt en nauwkeurig alle betrokken begrippen toelichten?

Ethisch gedrag in zaken is uiteraard voor iedereen geboden. Onafgebroken aan de eigen opleiding werken is, zoals in alle medische of paramedische activiteit, voor de cliënt een bewijs dat u doorlopend verder zoekt en uw kennis op peil houdt, dat u er op uit bent de best mogelijke dienstverlening te geven. Onafgebroken zelfopleiding houdt in verdere bestudering van de reflexologie en aanverwante terreinen als de anatomie. Zoals in elk beroep is het eis, dat de beoefenaar van een medisch of paramedisch beroep zich voortdurend de moeite geeft op de hoogte te blijven van nieuwe opvattingen en vorderingen op zijn terrein. Begin als reflexoloog met een aantal boeken over anatomie en een goed medisch handwoordenboek. Zorg dat u bij blijft door kennis te nemen van wat er momenteel over reflexologie wordt geschreven.[1]

1. Een goede bron is REFLEXIONS©, een periodieke nieuwsbrief, uitsluitend gericht op nieuwe ontwikkelingen binnen de reflexologie. Te bestellen bij Reflexology Research Project, 6209 Hendrix NE, Albuquerque, N.M. 87110, U.S.A.

Onafgebroken zelfopleiding

De beste reclame die u kunt krijgen is een tevreden cliëntèle. Goede resultaten door veilige en deskundige toepassing van reflexologie zullen, te zamen met een professioneel opgezette praktijk, tot in de wijde omtrek van zich doen spreken. U merkt dat de meeste nieuwe cliënten die een beroep op u doen, door anderen naar u verwezen zijn.

Maar al houdt u zich op een professionele veilige manier aan alle regels en voorschriften, u kunt desondanks met juridische problemen te maken krijgen. De reflexologie is nu eenmaal nog niet volledig aanvaard. Onwetendheid en onbegrip in uw omgeving kunnen u schade berokkenen. Ga daarom steeds door met uitleggen wat reflexologie is en wat de resultaten ervan zijn. Schep niet op over uw successen. Laten uw cliënten dat maar doen. Tenslotte zijn het hun lichamen, die de genezing hebben bereikt! Maar als redelijkheid en bescheidenheid niet helpen, als u toch, hetzij privé, hetzij beroepsmatig, beschuldigd wordt, neem dan een advocaat. Een reflexoloog in Illinois kreeg gelijk in een conflict met verschillende staatsinstanties, dankzij de inspanning van haar advocaat.

Een goed ingerichte praktijk verleent de beroepsreflexoloog de nodige geloofwaardigheid. In het algemeen is een niet te uitbundig optreden passend in de medische of paramedische sector. Dat geldt voor uw stijl van kleden, de inrichting van uw spreekkamer en alle voorlichtingsmateriaal. Moderne zakelijke kleding, een prettig meubilair in uw kamer en een smaakvol ontworpen visitekaartje zullen potentiële klanten een indruk van stabiliteit geven. Laten we eerlijk zijn. Reflexologie is een unieke en enigszins ongebruikelijke behandelmethode. Iemand die voor het eerst uw spreekkamer binnenkomt, weet niet wat hij of zij aan u heeft en wellicht ook niet aan reflexologie. Hij of zij zal speuren naar tekenen van stabiliteit, en zal verbanden leggen met een milieu dat hem vertrouwd is. Dit betekent niet dat uw spreekkamer stijf moet worden ingericht. Ruimte voor creativiteit en humor moet er blijven.

Gedraag u ethisch in al wat u doet. Een professionele gang van zaken is onvermijdelijk om ernstige repercussies te voorkomen, die niet alleen u en uw reputatie zouden treffen, maar ook de reflexologie zelf. Lees en herlees regels en richtlijnen op de bladzijden 78 tot 81. Wees steeds openhartig wat betreft uw honorarium, werkschema, uren en verdere informatie die naderhand misverstanden kan voorkomen. Stel duidelijke regels voor niet nagekomen afspraken, te laat verschijnen en alles wat de goede gang van zaken in uw praktijk kan onderbreken.

Het zou in verband met bepalingen in de wet misschien niet verkeerd zijn een kaart te laten drukken die duidelijk maakt wat u *niet* doet (Zie illustratie, hieronder). Laat elke cliënt die kaart lezen en ondertekenen, zodat u een bewijs hebt dat ze de regeling hebben begrepen. Dit kan heel belangrijk blijken, omdat mensen verwachtingen kunnen koesteren van uw 'medische' bekwaamheid, eer ze er werkelijk achter zijn waar het in de reflexologie om gaat.

Wij zijn geen artsen.
Wij zullen geen diagnosen stellen, geen medicijnen voorschrijven, geen specifieke kwalen behandelen. Als u medische klachten hebt, raden we u dringend aan professionele medische hulp in te roepen.
Wij behandelen

....

op zijn/haar verzoek.

Ik heb het bovenstaande gelezen en begrepen

Getekend ....

Datum ....

Ten tijde van het schrijven van dit boek bestaat er in de Verenigde Staten nog geen officiële erkenning voor reflexologen. De eisen voor legalisatie verschillen per rechtsgebied nogal.

We hebben de algemene richtlijnen besproken en regels opgesteld aangaande een veilige behandeling en een professionele praktijk. Wie weet zullen richtlijnen als deze een rol spelen in procedures die de reflexologen van de toekomst een wettelijke status moeten geven.

Het instellen van een diploma is een onvermijdelijke overheidsmaatregel, nu de reflexologie zich meer en meer tot een normaal beroep ontwikkelt. Het is overigens geen eenvoudige zaak. Een eventueel diploma, dat bevoegdheid zou geven zich als reflexoloog te vestigen, mag het de individuele mens nooit onmogelijk maken zijn eigen programma voor zelfhulp op te stellen. Zoals kap-

pers een diploma nodig hebben om zich te mogen laten betalen voor het knippen van haar, terwijl het ieder mens vrij staat zijn eigen haar te knippen, *zo moeten reflexologen zich voorbereiden op de dag dat er normen gesteld zullen worden en diploma's uitgereikt, al zal het hun ook daarna vrij staan voeten van familie of kennissen te bewerken.* Eer het zover is, zullen allen die reflexologie toepassen samen de verantwoordelijkheid voor de reputatie en de verspreiding ervan delen. Voor het ogenblik kunnen zelfbeheersing en gezond verstand, zoals in dit hoofdstuk geschetst, ertoe bijdragen dat de reflexologie zich in positieve zin blijft uitbreiden.

Tot slot: zie en bejegen het medisch beroep niet als uw vijand. Benader de medische gemeenschap vanuit de instelling, dat uw werk aanvullend is op dat van de artsen en stellig geen vervanging ervan.

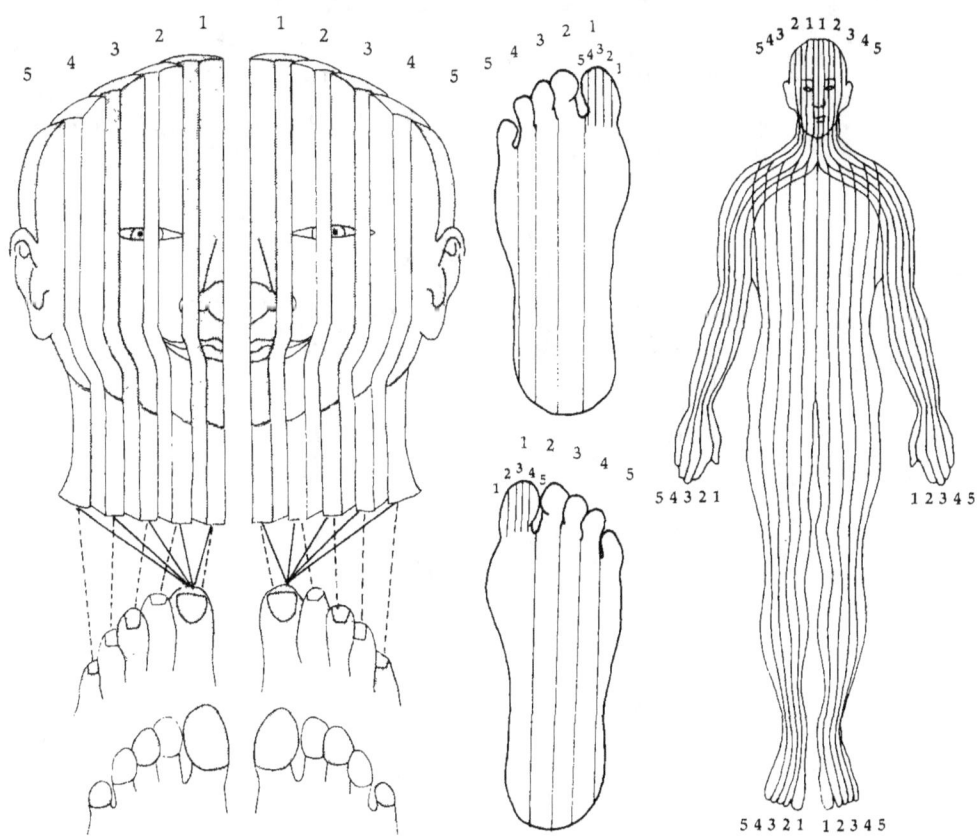

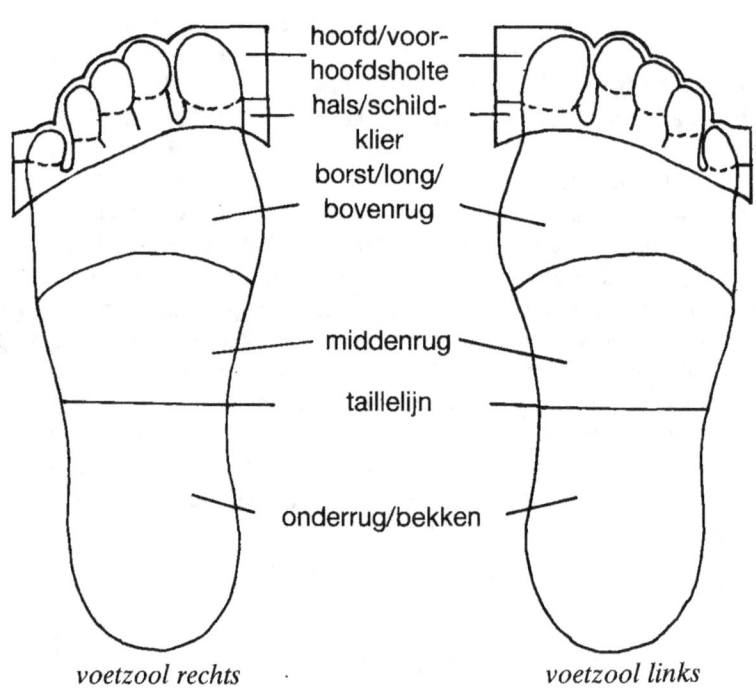

hoofd/voor-
hoofdsholte

hals/schild-
klier

borst/long/
bovenrug

middenrug

taillelijn

onderrug/bekken

voetzool rechts · *voetzool links*

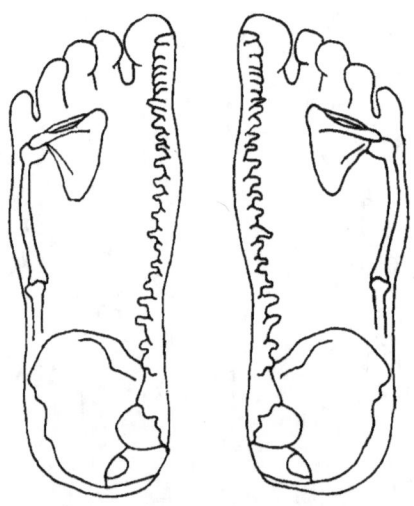

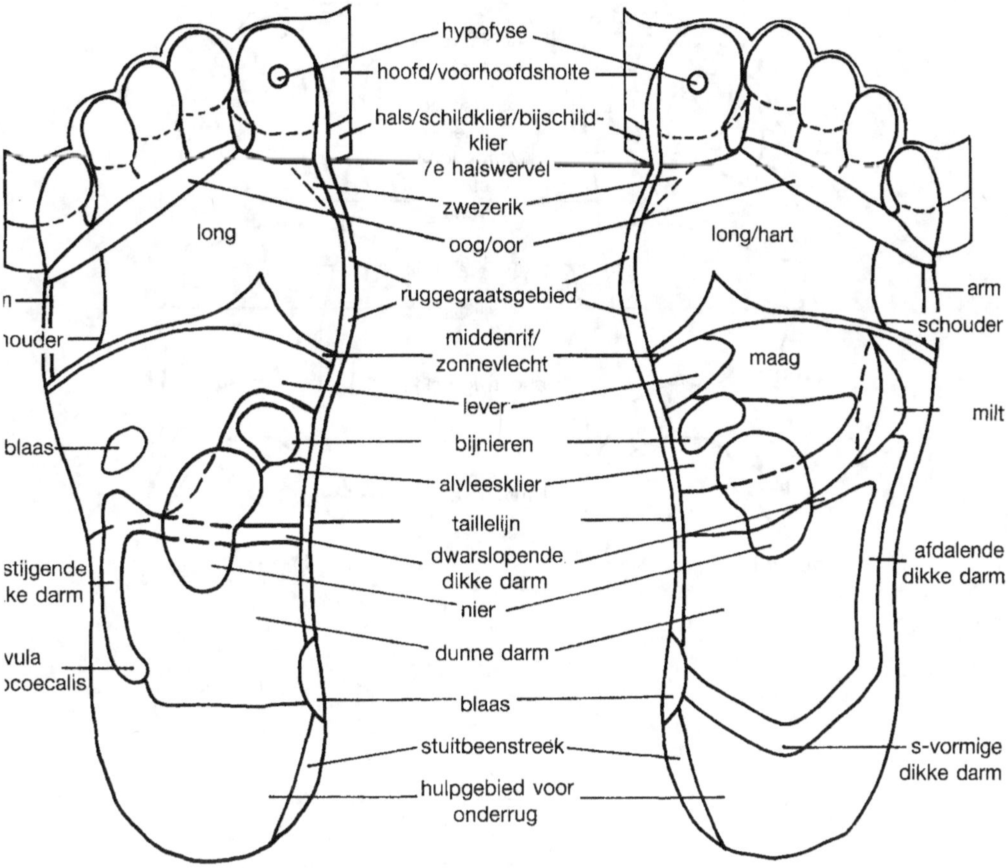

hypofyse

hoofd/voorhoofdsholte

hals/schildklier/bijschild-
klier

7e halswervel

zwezerik

oog/oor

ruggegraatsgebied

middenrif/
zonnevlecht

lever

bijnieren

alvleesklier

taillelijn

dwarslopende
dikke darm

nier

dunne darm

blaas

stuitbeenstreek

hulpgebied voor
onderrug

long

long/hart

maag

arm

schouder

milt

afdalende
dikke darm

s-vormige
dikke darm

n

houder

blaas

stijgende
ke darm

vula
coecalis

rechter voetzool

linkervoetzool

hypofyse

hersenen/
hoofd/voor-
hoofdsholte

hals/schildklier/.
bijschildklier

halswervels

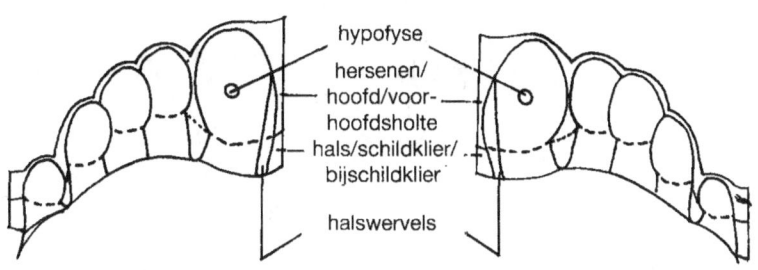

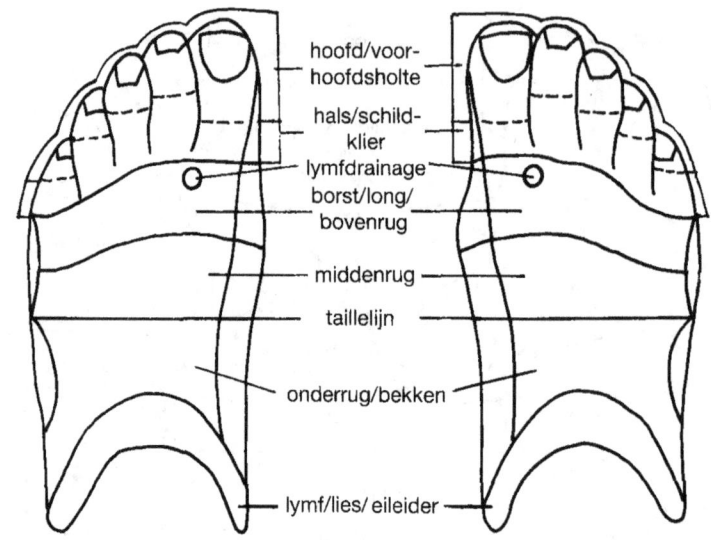

hoofd/voor-
hoofdsholte

hals/schild-
klier

lymfdrainage

borst/long/
bovenrug

middenrug

taillelijn

onderrug/bekken

lymf/lies/ eileider

bovenkant rechtervoet   *bovenkant linkervoet*

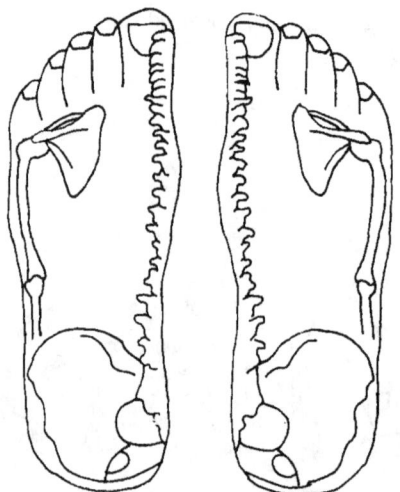

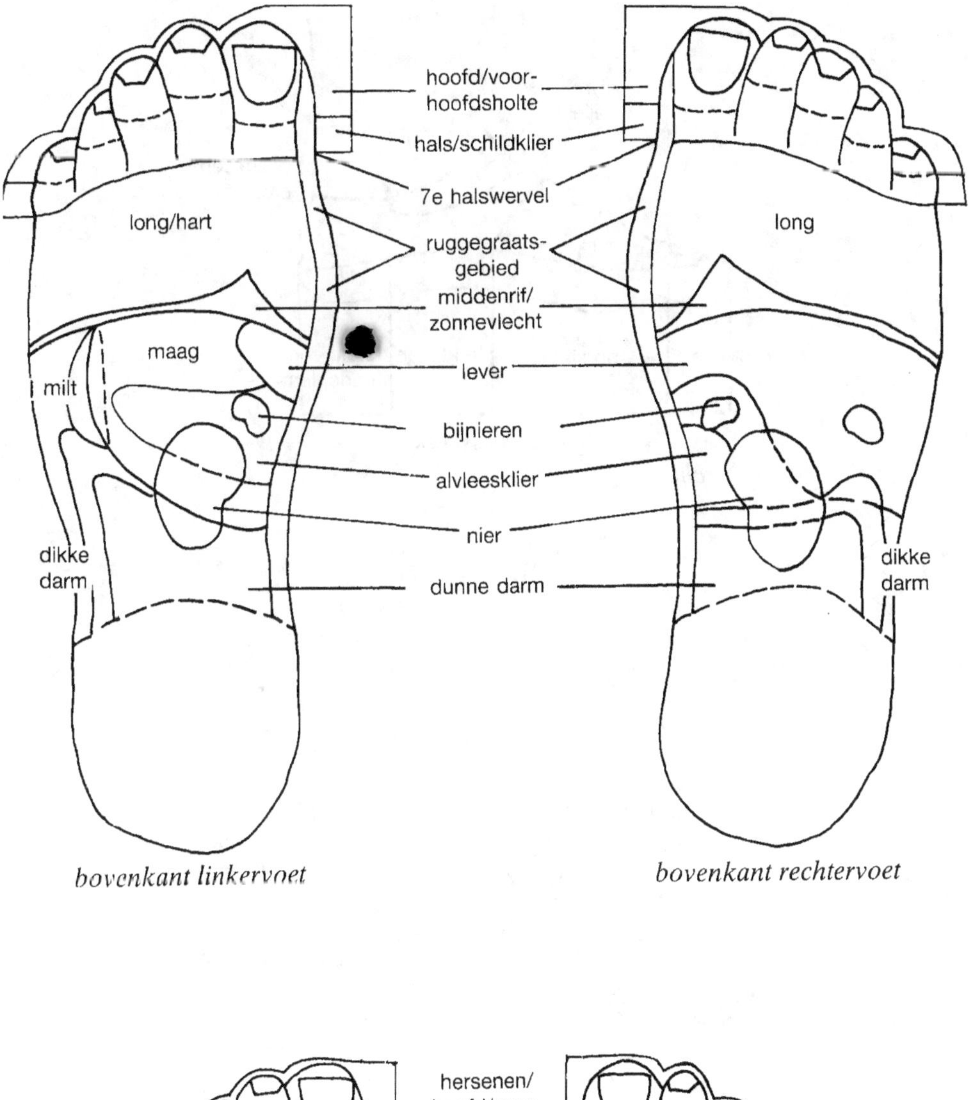

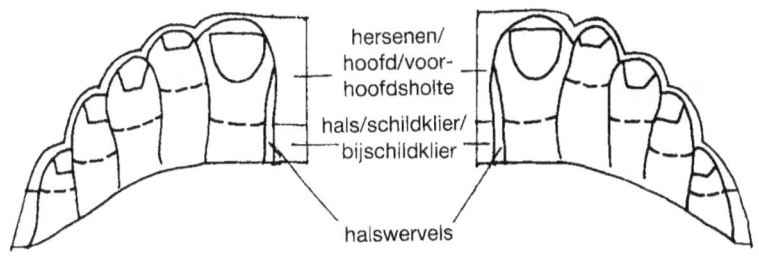

hoofd/voor-
hoofdsholte

hals/schildklier

7e halswervel

long/hart

long

ruggegraats-
gebied

middenrif/
zonnevlecht

maag

lever

milt

bijnieren

alvleesklier

nier

dikke
darm

dikke
darm

dunne darm

bovenkant linkervoet

bovenkant rechtervoet

hersenen/
hoofd/voor-
hoofdsholte

hals/schildklier/
bijschildklier

halswervels

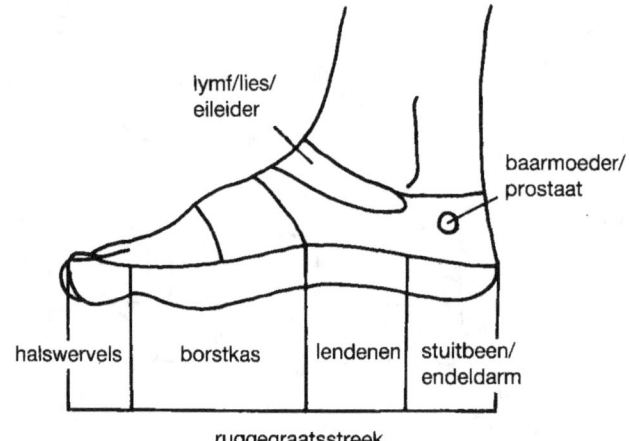

binnen rechts

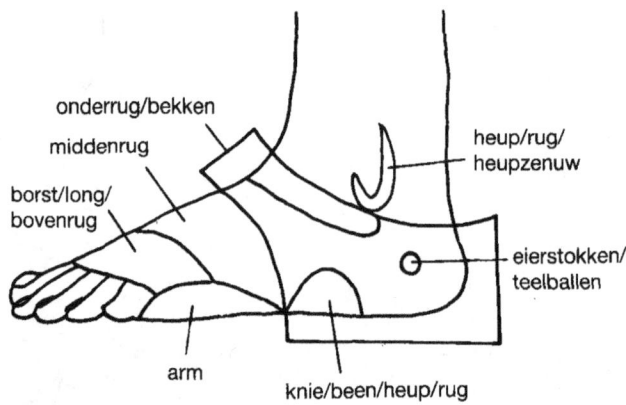

buiten links

5. Anatomie

Anatomie

We gaan er in de reflexologie van uit dat de instandhouding van het menselijk lichaam een ingewikkelde opgave is, die eenvoudiger kan worden, zodra we begrijpen in welke zin elk deel van het lichaam in relatie staat tot gebieden op de voet. Dat constipatie bijvoorbeeld weerspiegeld kan worden in de reflexgebieden van de onderrug wijst erop dat het, naarmate er meer kennis aanwezig is omtrent de anatomie van de buik/bekkenstreek van het lichaam, gemakkelijker zal zijn klachten in die streek te doorzien en ze doelmatig en op de juiste wijze te behandelen.

Dit geldt uiteraard voor het hele lichaam. Praktische kennis van de anatomie is onmisbaar om de indeling van het schema op de voeten te kunnen begrijpen. Daar klachten omtrent de gezondheid niet eenvoudig zijn en zich zelden tot een enkel orgaan of lichaamsdeel beperken, kan een reflexoloog die in beginsel vertrouwd is met de anatomie, een bepaalde klacht doelmatiger benaderen door een aantal gebieden in onderlinge samenhang te bewerken.

Dit hoofdstuk is in tweeën verdeeld: *Anatomie* en *Tabel van ziekten.* Het eerste deel is een bespreking van het anatomisch functioneren met een korte uitleg van enkele belangrijke symptomen of ziekten, die door een bepaald orgaan of lichaamsdeel worden beheerst. Het tweede deel is een alfabetische tabel van symptomen of ziekten met suggesties voor die gebieden van de voet, die extra aandacht van de reflexoloog dienen te krijgen. Beide delen staan niet los van elkaar en kunnen in samenhang worden gebruikt om de behandelende reflexoloog te helpen klachtengebieden gerichte nadruk te geven

Dat de reflexoloog zich de eerste beginselen van de anatomie eigen dient te maken, doet niets af aan het feit, dat hij in staat is het lichaam als een geheel te behandelen. Een beslissing welke gebieden op de voet extra aandacht vergen staat *los* van een eventuele medische diagnose. Het is heel verleidelijk een haastige diagnose te stellen op grond van enige anatomische kennis, maar een reflexoloog mag nooit vergeten dat de reflexologie verankerd ligt in de zonetheorie. De zonetheorie is holistisch, dat wil zeggen zij integreert het lichaam tot een geheel; in plaats van via diagnose specifieke concrete uitspraken te doen, wijst zij de duimen en de vingers van de reflexoloog de weg.

Reflexologie is met succes toegepast ter behandeling van alle symptomen en ziekten die in dit hoofdstuk besproken zullen worden. De mate van succes varieerde en zal dat blijven doen, afhankelijk van een aantal factoren (bijvoorbeeld hoe oud de kwaal is, hoe frequent er wordt behandeld, hoe effectief de technieken zijn). Vast staat wel dat de combinatie van verfijnde technieken en fundamentele kennis van de anatomie een indrukwekkende is, die de mate van succes slechts kan vergroten.

Endocrien stelsel

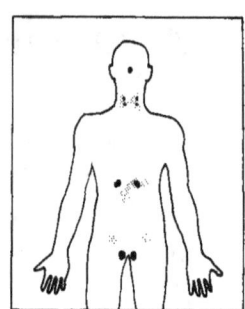

hypofyse
bijnieren
schildklier
bijschildklieren
alvleesklier
geslachtsklieren

De endocriene klieren dienen als regelaars. Samen met het centraal zenuwstelsel zijn ze verantwoordelijk voor het sturen van de complexe lichaamsactiviteiten. Hun koeriers, de hormonen, brengen hun boodschappen naar alle delen van het lichaam over. Er zijn veel hormonen die vele functies vervullen.

De endocriene klieren hebben geen afvoerleidingen; ze scheiden hun hormonen rechtstreeks in de bloedsomloop af. Deze klieren kunnen slecht functioneren door te veel activiteit (hyperactief) of te weinig activiteit (hypoactief). Ernstig in gebreke blijven kan ziekten veroorzaken als tetanie, ziekte van Addison, diabetes en dwerggroei. Bij minder kritieke vormen van slecht functioneren kunnen kleine veranderingen optreden in de stofwisseling of in de fysieke en seksuele ontwikkeling, in het geestelijke en het algemeen-lichamelijke welbevinden.

Terwijl de reflexoloog stress (als bron van veel van deze klachten) opheft, krijgt het lichaam de kans zijn eigen hormonaal evenwicht te hervinden.

Hypofyse

Beschouw de endocriene klieren als een groot bestuurslichaam. De hypofyse zal dan de president-directeur zijn. De hypofyse-klier ligt aan de basis van de hersenen en is ongeveer een en een kwart centimeter in doorsnee. De klier produceert een aantal hormonen, die diverse functies hebben.

Functies van de hypofyse
groei

Bewerkt de groei van hard en zacht weefsel. 'Groei' kan worden gedefinieerd als structurele groei (lichaamslengte bijvoorbeeld). Onevenwichtigheid van de hypofyse kan reusgroei of dwerggroei veroorzaken. 'Groei' kan ook betrekking hebben op zachte weefsels (tumoren bijvoorbeeld). De hypofyse is betrokken bij elk type groei, normaal of abnormaal.

stofwisseling

De stofwisseling is de mate waarin de cellen hun werk doen. De hypofyse is de voornaamste regelaar daarvan, en stuurt ook de overige bij het proces betrokken klieren.

regeling

De hypofyse regelt de overige endocriene klieren, slagaders van hart en lichaam, waterhuishouding, bloeddruk, seksuele rijpwording en voortplanting.

Door de hypofyse gestuurde dysfuncties

koorts

Koorts is een type afweerreactie om het lichaam te beschermen. Indien de temperatuur van het lichaam te hoog wordt, zal het welzijn in gevaar komen. Te zamen met de hypothalamus is de hypofyse betrokken bij de pogingen van het lichaam de koorts in de hand te houden. (Zie tabel blz. 136.)

flauwvallen

De hypofyse scheidt een hormoon af dat vasopressine heet en dat de samentrekking van de slagaders regelt. Flauwvallen is een gevolg van een plotseling ontoereikende bloedtoevoer naar de hersenen, waarbij dit hormoon en dus de hypofyse betrokken zijn.

Schildklier

De schildklier regelt fundamenteel de stofwisseling van de lichaamscellen. Deze klier ligt aan de voorkant van de hals en is 'H-vormig'.

Functies van de schildklier

stofwisseling

De stofwisseling kan opgevat worden als de mate waarin het lichaam opgenomen voedingsstoffen verbruikt. Het lichaam verbrandt die stoffen om aan warmte en energie voor zijn activiteiten te komen. Uitzonderlijke overactiviteit of onderactiviteit veroorzaakt merkbare veranderingen in lichaamsgewicht, evenals in fysieke en mentale volwaardigheid. De schildklier maakt thyroxine aan, een hormoon dat de mate van activiteit van vrijwel alle chemische reacties in alle cellen van het lichaam stimuleert.

groei en ontwikkeling

De schildklier produceert een hormoon dat de botgroei regelt. Ze regelt ook het calciumgehalte door middel van het calcitonine, een hormoon dat de toevoer van calcium in de botten vergemakkelijkt. Het werkt tegenovergesteld aan het hormoon uit de bijschildklier, dat de verplaatsing van calcium uit het bot en in het bloed bevordert. De invloed van het groeihormoon van de hypofyseklier is bij het ontbreken van thyroxine te verwaarlozen.

Door de schildklier gestuurde dysfuncties

droge huid

De schildklier regelt de gezondheid van de huid. Een onderactieve schildklier kan droogte van de huid veroorzaken. De buitenlaag van de huid is een laag van droge dode cellen, die voortdurend afgestoten worden en vervangen door cellen van de groeiende laag. Indien de mate waarin de cellen afgestoten worden abnormaal is, wordt de huid te droog. Een gebrekkige functie van de schildklier heeft daarop directe invloed.

cholesterol

De schildklier heeft ook invloed op het cholesterolgehalte in het lichaam. Cholesterol is een vetachtige substantie, die in de meeste weefsels voorkomt en een hoofdbestanddeel is van de binnenwand van slagaders. Wordt dit cholesterolgehalte te hoog, dan kan dat bijdragen tot arteriosclerose, ofwel verharding van de slagaders.

Bijschildklieren

De bijschildklieren liggen ingebed in de schildklieren. Hun hormonen regelen het gehalte aan calcium en fosfor in het bloed. Het calciumgehalte in het bloed is belangrijk, want het is betrokken bij het stollen van het bloed, de samentrekking van spieren en de werkzaamheid van de zenuwen. Fosfor in het lichaam is voor het grootste deel gebonden aan het calcium in de botten, en het evenwicht van assimilatie en uitscheiding van fosfor staat in nauw verband met dat voor het calcium.

Functies van de bijschildklieren
calciumgehalte

Bot wordt doorlopend afgebroken en vernieuwd. Het is de taak van de bijschildklieren calcium uit dit 'reservoir' te halen en waar nodig aan de lichaamsvloeistoffen toe te voegen. De calciumconcentratie in de lichaamsvloeistoffen kan alleen bevredigend werken, indien ze tussen heel smalle grenzen gehouden wordt.

Door de bijschildklieren gestuurde dysfuncties
krampen

Calcium en fosfor zijn onmisbaar voor een normale werking van spieren en zenuwen. Een stoornis in de bijschildklieren is veelal aanleiding tot gebrekkig evenwicht tussen calcium- en fosforgehalte, wat spierkrampen ten gevolge kan hebben, die in ernstige vorm tetanie genoemd worden.

Bijnieren

De bijnieren liggen op de bovenkant van de nieren. Ze hebben ongeveer vijftig functies, die in onderling verband met de overige klieren hun werk doen en gestuurd worden door de hypofyse.

Functies van de bijnieren
adrenalineproduktie

Adrenaline is het 'vecht of vlucht'-hormoon. Het stimuleert de hartwerking, geeft glucose af, verhoogt de bloeddruk en bevordert de bloedsomloop naar de spieren. Het ontspant de luchtwegen, stimuleert de ademhaling en maakt het lichaam klaar voor actie. Om dat te kunnen doen, moet het de spijsverterings- en uitscheidingsprocessen vertragen en dat gebeurt door de bloedtoevoer naar alle lichaamsdelen te verminderen, uitgezonderd spieren en hart.

spierwerking	De spieren van slagaderen, hart en spijsverteringskanaal zijn onwillekeurig van aard. De bijnieren scheiden hormonen af, die deze spieren beïnvloeden. De peristaltiek bijvoorbeeld (golfachtige samentrekkingen van de ingewanden) is nodig om het voedsel door het spijsverteringskanaal voort te stuwen. De bijnieren moeten de spiertonus in het spijsverteringskanaal handhaven om een normale gezonde peristaltiek te bevorderen.
vocht- en mineralenhuishouding	De bijnieren scheiden hormonen af die de vocht- en de mineralenbalans sturen, waardoor op haar beurt de werking van de spieren wordt geregeld.

Door de bijnieren gestuurde dysfuncties

ontsteking	Ontsteking is een natuurlijk gevolg van een poging die het lichaam doet zichzelf te genezen. De bijnieren produceren een natuurlijke vorm van cortison, die bijdraagt tot terugdringen van de ontsteking. Een injectie met synthetisch cortison heeft neiging de bijnieren het sein te geven dat er zich voldoende cortison in het lichaam bevindt. Langdurig toedienen van synthetisch cortison kan dan ook ernstige bijverschijnselen veroorzaken. Het ernstigste daarvan is het belemmeren van de natuurlijke functie van de bijnieren zelf.
stress	De bijnieren zijn het lichaam behulpzaam in de strijd tegen stress. Cortison voorkomt dat stress dodelijk wordt voor het levend weefsel. Corticale hormonen en adrenaline zijn de voornaamste elementen in de strijd van het lichaam tegen vermoeidheid. Vermoeidheid vermindert het vermogen van het lichaam stress te hanteren. (Stress wordt gedefinieerd als letsel, infectie, milieufactoren, psychische spanning, enzovoort.)
astma	Daar adrenaline het vermogen heeft de luchtwegen te verwijden, wordt het nogal eens toegediend in de behandeling van astma.

artritis	Cortison (zie 'Ontsteking', blz. 98) wordt doorgaans door het lichaam gebruikt om ontstekingen tegen te gaan die verband houden met artritis.
allergie	Een allergische reactie is de respons van het lichaam op de aanwezigheid van bepaalde typen voedsel, kleding of andere materie in de onmiddellijke omgeving. Adrenaline en cortison zijn twee natuurlijke wapens van het lichaam tegen allergieën.
lage bloeddruk	Bloeddruk is de kracht die het hart uitoefent als het bloed uit de hartkamers wordt gepompt. De druk staat onder invloed van de hoeveelheden adrenaline en noradrenaline, die door de bijnieren worden geproduceerd. Adrenaline maakt nood-samentrekking van bepaalde lichaamsdelen en nood-ontspanning van andere mogelijk. Noradrenaline heeft primair met samentrekken te maken en regelt dan ook bijvoorbeeld het handhaven van de juiste bloeddruk. Daardoor kan noradrenaline inwerken op langdurige stress.

Alvleesklier

De alvleesklier ligt grotendeels achter de maag langs de rugzijde van de buikholte. Het is een orgaan met dubbele werking: een endocriene functie (zonder afvoerleiding: de hormonen worden rechtstreeks in de bloedbaan afgescheiden) en een exocriene functie (met afvoerleiding: spijsverteringssappen worden afgevoerd via de afvoerbuizen van de alvleesklier).

Functies van de alvleesklier
spijsvertering (exocrien)

De afscheiding van de alvleesklier of pancreas (het zogenaamde buikspeeksel) is alkalisch en neutraliseert het zuur uit de maag. Het bevat veel enzymen, die als katalysators complexe substanties afbreken tot eenvoudiger stoffen, die via de darm in de bloedbaan opgenomen kunnen worden.

bloedsuikerspiegel (endocrien)

Insuline, een hormoon dat door de alvleesklier wordt aangemaakt, is bepalend voor het beheersen van het glucosegehalte in het bloed. Glucose is als voedingsstof de voornaamste energiebron van het lichaam.

Door de alvleesklier gestuurde dysfuncties
suikerziekte

Diabetes of suikerziekte is een kwaal waarbij de alvleesklier in gebreke blijft voldoende insuline te leveren om het bloedsuiker(glucose)gehalte op peil te houden. Er treden diverse ernstige bijverschijnselen op, en diabetes kan dan ook, tenzij er voldoende insuline wordt toegediend, fataal blijken. Ogen en nieren worden doorgaans het eerst aangetast, indien diabetes niet wordt behandeld. De kwaal kan zowel in de jeugd als later in het leven optreden. Jeugd-diabetes is het moeilijkst te behandelen en het ernstigst. Injecties met insuline (of orale toediening) en een streng aangepast dieet zijn de gebruikelijke vormen van behandeling.

hypoglycaemie

Hypoglycaemie is een ziekte waarbij de alvleesklier te veel insuline produceert en daardoor een laag bloedsuikergehalte veroorzaakt. Met een laag bloedsuikergehalte gaan veel symptomen gepaard. De hersenen bijvoorbeeld, hebben geen brandstofreserve behalve de glucosehoeveelheid in het bloed. Hypoglycaemie zal de doelmatige werking van de hersenen aantasten. Gewoonlijk wordt hypoglycaemie voornamelijk behandeld door toepassing van een dieet.

Geslachtsklieren

Alle lichaamscellen hebben hormonen nodig, zoals alle cellen voedingsstoffen behoeven. Praktisch elke cel in het lichaam staat onder invloed van de hormonen die door de geslachtsorganen worden geproduceerd. Hoe belangrijk de rol is die deze hormonen spelen, wordt tijdens de hele levenscyclus van de mens gevoeld.

Functies van de geslachtsorganen

geslachtshormonen

Geslachtshormonen beïnvloeden het voortplantingsvermogen, handhaven de geslachtsdrift en beïnvloeden geestkracht en fysieke ontwikkeling.

Door de geslachtsorganen gestuurde dysfuncties

allergieën

De geslachtsorganen produceren hormonen die door de bijnieren worden gebruikt en omgekeerd. Deze relatie verklaart misschien de invloed van de geslachtsorganen bij bestrijding door het lichaam van allergieën.

onvruchtbaarheid

Dysfunctie van de geslachtsorganen (bijvoorbeeld laag aantal zaadcellen, geblokkeerde eileider, onregelmatige ovulatie, onderdrukte seksuele behoeften) resulteren in het onvermogen een kind te verwekken of zwanger te worden.

Spijsverteringsstelsel

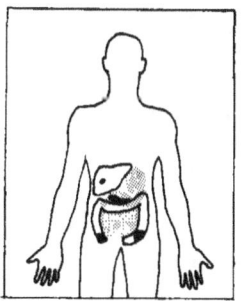

**maag
lever
galblaas
dunne darm
valvula ileocoecalis
dikke darm**

Het spijsverteringsstelsel neemt de complexe moleculen van ons voedsel op en breekt ze af tot eenvoudiger moleculen, die onmisbaar zijn voor de activiteiten van het lichaam.

Het proces begint met opnemen van voedsel en eindigt met verwijdering van afvalstoffen uit het lichaam. Het spijsverteringsstelsel is in feite een lange buis, waarin diverse afscheidingen van een aantal organen onderweg worden ingebracht. De voornaamste hier besproken organen zijn maag, lever, galblaas, dunne darm, valvula ileocoecalis en dikke darm.

Maag

De maag is dat deel van het spijsverteringskanaal gelegen tussen slokdarm en twaalfvingerige darm, het eerste stuk van de dunne darm. Het is een zakvormig verwijd orgaan. De maag is een neutraal onderdeel van het lichaam. De gebruikelijke maagkwalen vinden hun oorsprong elders.

Functies van de maag
spijsvertering

Tijdens een verblijf van twee tot drie uren in de maag wordt ons voedsel in een breiachtige massa omgezet. Afgezien van stoffen als water en alcohol vindt er in de maag geen voedselopname plaats. Zodra er voedsel de maag binnenkomt, wordt het hormoon gastrine in het bloed afgescheiden om afgifte van het zure maagsap te stimuleren.

Door de maag gestuurde dysfuncties
maagzweer

Een maagzweer is een open zweer in het slijmvlies aan de binnenkant van de maag. Emotionele stress kan de afgifte van maagzuur bevorderen en is vrijwel zeker een oorzaak van maagzweren. Ook bepaalde typen fysieke stress (bijvoorbeeld omvangrijke verbrandingen) kunnen dezelfde uitwerking hebben.

Lever

De lever is de grootste klier in het lichaam. Ze beslaat het rechter bovendeel en een stuk van het linker bovendeel van de buikholte. Ze is onmisbaar voor het leven.

Functies van de lever
ontgiften

Vergiftigen van de lever komt veel voor, want alles wat uit de maag wordt opgenomen, gaat eerst naar de lever voor ontgifting. De lever verwerkt dan ook een hogere concentratie aan vergiften dan andere organen. Vele drugs en industriële chemicaliën kunnen de lever beschadigen tijdens zijn poging de rest van het lichaam te beschermen. Alcohol is het meest voorkomende vergif dat de lever tracht te neutraliseren.

spijsvertering

Tijdens de spijsvertering slaat de lever glycogeen op, dat is een bewaarbare vorm van glucose, met als doel een constante concentratie aan het bloed te kunnen leveren en te vervangen wat als brandstof is verbruikt. De hersenen slaan niets op en sterven dan ook snel af, als de bevoorrading vanuit de lever wordt gestaakt. De lever slaat ook proteïnen, vetten, mineralen en vitaminen op voor later gebruik.

gal

Gal is een afscheidingsprodukt van de lever, dat meewerkt aan de afbraak van proteïnen, koolhydraten en vooral vetten, om ze geschikt te maken voor opname in het bloed. De gal werkt ook als glijmiddel in het spijsverteringskanaal.

Galblaas

De galblaas is in de lever ingebed. Hij dient als opslagplaats van gal, die naar behoefte wordt afgegeven.

Functies van de galblaas
opslag van gal

Gal hoopt zich in de galblaas op tot na een zware maaltijd. Vetten stimuleren de afscheiding van gal. De actieve functies ervan berusten op galzouten, gevormd in de lever uit cholesterol. Dit emulgeert het vet, waarna het gemakkelijker te verteren is.

Door de galblaas gestuurde dysfuncties
galstenen

Vetdeeltjes, cholesterol vooral, kunnen in de gal kristalliseren en in de galblaas galstenen vormen.

Dunne darm

Het begin van de dunne darm is de 'C-vormige' twaalfvingerige darm, waar de

103

vertering van het voedsel vrijwel wordt voltooid. De rest van de dunne darm is een lange dunne buis (omstreeks zeven meter), met op de binnenwand een groot aantal vinger-achtige uitsteeksels, darmvlokken genaamd, die de voedingsstoffen uit het verteerde voedsel opnemen.

Functies van de dunne darm
peristaltiek

Peristaltiek is de golfachtige samentrekking van de ingewandsspieren, die het voedsel door het spijsverteringskanaal stuwen.

Voedingsstoffen worden opgenomen door de darmvlokken van de dunne darm en dan 'uitgepompt' in de bloed- en lymfvaten, die op de darmvlokken aansluiten.

Valvula ileocoecalis

De valvula ileocoecalis is een doorgang tussen de dunne en de dikke darm. De voornaamste functie ervan is terugstromen van afvalstoffen uit de dikke darm naar de dunne darm te verhinderen.

Door de valvula ileocoecalis gestuurde dysfuncties
slijmregeling

Slijm is een heldere vloeistof die een beschermende laag vormt op het oppervlak van het contour van membranen. Het gebied rondom de valvula ileocoecalis is verantwoordelijk voor de regeling van het slijm. Als de afscheiding niet goed geregeld is, kan er slijm vrijkomen, en dat wordt in het spijsverteringskanaal opgenomen. Regeling van slijmafscheiding is belangrijk bij aanverwante klachten zoals kwalen aan voorhoofdsholte en longen.

Dikke darm

De dikke darm is veel wijder dan de dunne darm en ongeveer anderhalve

meter lang. Hij bestaat uit een opstijgend, een dwarslopend en een afdalend
deel (waartoe het s-vormige deel van de
dikke darm en de endeldarm behoort).

Functies van de dikke darm
absorptie

De dikke darm neemt water en elektro-
lyten uit het afvalmateriaal op.

opslag

De dikke darm slaat afvalstoffen op tot
ze uitgescheiden kunnen worden.

Urinewegen

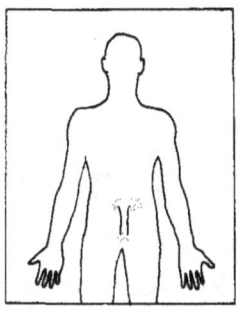

nieren
urineleiders
blaas

De urinewegen bestaan uit nieren, urineleiders en blaas. Samen zijn ze de grootste
uitscheidingseenheid van het lichaam.

Nieren

De nieren, de belangrijkste organen in
de urinewegen, liggen ongeveer halverwege de rug. Ze vervullen veel functies
die verband houden met het regelen van
het lichaamsvocht en met het zuiveren
van het bloed.

Functies van de nieren
belangrijkste uitscheidingsorgaan

Het filtreren door de nieren begint met
het onttrekken van vloeistof aan het
bloed. Deze vloeistof wordt gescheiden
in afvalprodukten, die uitgescheiden
worden en vitale stoffen, die opnieuw
worden opgenomen.

andere functies

De nieren regelen het zuur/base-even-
wicht in de lichaamsvloeistoffen; ze stimuleren de aanmaak van rode bloedlichaampjes voor zover nodig; ze

bewaken de hoeveelheid zouten en andere stoffen in het bloed.

Urineleiders

De urineleiders zijn de schakel tussen nieren en blaas. Het zijn nauwe elastische doorgangen, waardoor de urine afloopt die in de nieren is geproduceerd.

Blaas

De blaas dient als reservoir. Zodra ze met urine is gevuld, brengen zenuwvezels de uitscheiding van urine op gang.

Kringloopstelsels

In het algemeen gesproken is de bloedsomloop verantwoordelijk voor een constante stroom van bloed en andere lichaamsvloeistoffen. Het hart is een pomp die het bloed stromend houdt, en voedingsstoffen, hormonen, vitaminen, antilichamen, warmte en zuurstof naar de weefsels brengt en alle afvalstoffen weghaalt.

De bloedsomloop bestaat uit hart, bloedvaten (slagaders, aders en haarvaten) en het lymfstelsel. Het lymfstelsel werkt als hulpsysteem bij het aderlijk stelsel.

Hart

Het hart is de bewonderenswaardigste pomp ter wereld. Dagelijks klopt het omstreeks honderdduizend keren, en pompt het het equivalent van ruim achtenzestig honderd liter bloed door ongeveer honderdduizend kilometer bloedvaten. Het is een hol spiervormig orgaan in de borstkas, niet groter dan een gebalde vuist.

Functie van het hart

De enige functie van het hart is het pompen van bloed uit de aders in de slagaders.

Longen

Een long is een netwerk van holle buizen en zakjes, die zuurstof aan de lucht onttrekken en er koolzuurgas aan afstaan. De longen liggen boven het middenrif in de borstholte. Inademen gebeurt doordat de middenrifspier neerwaarts trekking uitoefent, waardoor de borstholte wordt vergroot en de lucht de longen wordt binnengezogen.

Lymfstelsel

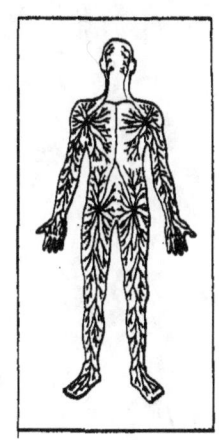

milt
zwezerik
lymfdrainage

Het lymfstelsel is een netwerk van dunwandige vaten, die in alle delen van het lichaam voorkomen met uitzondering van het centrale zenuwstelsel. Deze vaten bevatten de lymfvloeistof die langs alle lichaamscellen spoelt en deze voedt met de stoffen die door de dunne darm zijn opgenomen. De vloeistof wordt gefilterd door kleine kluwens cellen, die lymfknopen heten. Deze knopen liggen voornamelijk in lies, oksel en hals.

Functies van de lymf
bestrijding van infecties

De lymfknopen zijn kleine 'forten', waarin de lymfvloeistof bacteriën en vreemde stoffen afzet om verwijderd te worden. In de knopen wordt het infecterend materiaal ingekapseld en opgenomen door lymfocyten, die antilichamen produceren. Deze antilichamen zijn de

107

voornaamste verdediging van het lichaam tegen infectie.

verwijdering van afval

Het lymfstelsel bewerkt samen met het aderlijk stelsel een effectief transport van afvalstoffen, afkomstig van de celstofwisseling. Grotere deeltjes als resten afgestorven weefsel, proteïnemoleculen en dode bacteriën kunnen niet rechtstreeks van de weefsels overgaan in het bloed door de kleine openingen van de haarvaten. Het lymfstelsel is een hulpstelsel om dergelijk materiaal op te ruimen.

oedeem

De lymfvloeistof wordt niet door het lichaam gepompt door een of ander hartachtig orgaan, maar wordt voortgestuwd door samentrekking van omringende spieren. Lymfvloeistof kan zich ophopen in benen en voeten, die dan gaan opzetten. Dat ophopen kan gevolg zijn van een verstopte lymfknoop, hartklachten, te zout voedsel of als bijverschijnsel van medicijngebruik.

Milt

De milt is een orgaan in de buikholte, dat ligt rondom de rand van de alvleesklier en onderdeel is van het lymfstelsel.

Functies van de milt
aanmaak van lymfocyten

De milt produceert antilichamen en filtert de lymfvloeistof op de manier zoals een lymfknoop dat doet.

kwaliteitscontrole op rode bloedlichaampjes

De milt verwijdert en vernietigt zieke of misvormde rode bloedlichaampjes en brengt ijzer in het bloed terug voor de aanmaak van hemoglobine. Hemoglobine is de stof die zuurstof naar de weefsels brengt. De milt is ook reservoir voor opslag van extra bloed.

Door de milt gestuurde dysfuncties

De milt is betrokken bij een brede reeks ziekten van de lymfatische en bloedvormende weefsels zoals leukemie, ziekte van Hodgkin en bloedarmoede.

Zwezerik

De zwezerik is een lymfklier die achter het bovenstuk van het borstbeen ligt.

Functies van de zwezerik
volwassen worden en ontwikkeling van het immuniteitsstelsel

De zwezerik speelt een sleutelrol in de ontwikkeling van het immuniteitsstelsel bij zuigelingen. Deze klier lijkt tijdens het hele leven een belangrijke rol te blijven spelen in het afweerstelsel van het lichaam.

Lymfdrainage

Het lymfstelsel draineert ten slotte zijn vloeistof in twee aders onder aan de hals.
Afval en een teveel aan vloeistof wordt door de nieren uit het bloed verwijderd, en via de urineleiders afgevoerd. Deze aders zijn belangrijk voor transport van de lymfvloeistof in het aderlijk stelsel.

Centraal zenuwstelsel

Het zenuwstelsel regelt in grote trekken snelle spierwerking en klierafscheiding in het lichaam, terwijl de hormonale (endocriene) stelsels voornamelijk de trager werkende stofwisselingsfuncties regelen. Het centraal zenuwstelsel bestaat uit hersenen, ruggemerg en de ervan uitgaande zenuwen.

Hersenen en hersenzenuwen

De hersenen bestaan uit twee helften. De linkerhelft beheerst de rechterhelft van het lichaam, en omgekeerd. Dit 'kruisen' is voor reflexologen van belang, want het is de voornaamste uitzondering op de zonetheorie. Binnen de zonetheorie vertegenwoordigt de rechtervoet de rechterhersenhelft van het lichaam en de linkervoet de linkerhelft. Stoornissen waarbij de ene hersenhelft betrokken is, zullen als dysfunctie aan de tegenovergestelde zijde van het lichaam verschijnen. Bij een beroerte bijvoorbeeld zal de grote teen aan de kant tegenover de verlamming het gevoeligst zijn.

De hersenen zijn de centrale computer, die zowel het willekeurig stelsel als het onwillekeurig stelsel in het lichaam bestuurt. Met andere woorden: de hersenen besturen het centraal zenuwstelsel en het endocrien stelsel, die samen de complexe activiteiten van het hele lichaam sturen.

In de hersenen ontspringen twaalf paren hersenzenuwen, die door de openingen in de schedel lopen. Sommige hersenzenuwen zijn sensorische zenuwen (smaak, reuk, gezicht, gehoor), maar de meeste zijn motorische zenuwen. De belangrijkste hersenzenuw is misschien wel de nervus vagus of zwervende zenuw. Het is tevens de grootste zenuw in het lichaam, die het hart, de longen en de organen in de buikholte bedient.

Ruggemerg en ruggemergszenuwen

Het ruggemerg is de voortzetting van de hersenen onder de schedel. Het is een kolom van zenuwweefsel, besloten in het ruggemergkanaal, een tunnel in de ruggegraat. De zenuwen die uit het ruggemerg ontspringen, zijn kanalen voor het overbrengen van informatie uit de perifere zenuwen van het lichaam naar de spieren en de klieren.

De halszenuwen regelen hals en armen. Het borstkasgedeelte stuurt zenuwen uit naar de borst. De lendezenuwen verdelen zich naar de onderste ledematen, benen en voeten, en de heiligbeenzenuwen bedienen voornamelijk de organen in het bekken, de bekken- en de bilspieren. De ruggemergszenuwen worden benoemd en genummerd aan de hand van de wervelindeling van de ruggegraat in hals-, borst-, lenden- en heiligbeensegmenten.

De ruggegraat heeft zeven halswervels, beginnend met atlas/draaier (eerste en tweede halswervel, die draaien van het hoofd mogelijk maken). De zevende halswervel is een uitstekende wervel onder aan de nek.

De zevende halswervel beïnvloedt alles eronder tot in de vingertoppen. (Zie doofheid, blz. 122-123.)

Onder de zeven halswervels bevinden zich de twaalf borstwervels, die elk een paar ribben dragen. Ze eindigen bij de taillelijn, waar de vijf lendewervels beginnen. Dit is de onderrug. De onderrug heeft grote invloed op alles in dit gebied, bijvoorbeeld op geslachtsorganen, spijsverteringskanaal en onderste ledematen.

Onder de lendewervels bevinden zich vijf vergroeide wervels, die het heiligbeen vormen, plus de rudimenten van de staart, het stuitbeen. Dit gebied kan in veel lichaamsdelen invloed hebben, zelfs in het hoofd (bij hoofdpijnen).

Hoofd

Het hoofd bevat hersenen, een aantal zintuigen en ingangen voor lucht en voedsel. Stoornissen in hersenen, ogen, oren en voorhoofdsholten zijn van groot belang voor reflexologen, want die komen het veelvuldigst voor.

Oren

De oren vangen de trillingen in de lucht op en zetten ze om in boodschappen met een betekenis.

De uitwendige oorschelp vangt de geluiden alleen maar op. Het werkelijk gehoormechanisme zit goed beschermd binnen in het hoofd.

Het geluid verplaatst zich door een tunnel naar het middenoor, dat afgesloten wordt door een membraan, het trommelvlies. Het trommelvlies raakt als respons op geluid in trilling.

Een stel heel kleine botjes, die hamer, aambeeld en stijgbeugel genoemd worden, zitten aan de binnenkant van het trommelvlies vast. Trillingen van het trommelvlies brengen ook deze botjes in beweging, waardoor ze hun boodschap

naar het inwendig oor overbrengen.
Het inwendig oor bevat het instrumenta-
rium voor twee afzonderlijke functies.
Het slakkehuis neemt de trillingen over
en vertaalt ze in zenuwboodschappen.
De half cirkelvormige kanalen die bij
het slakkehuis liggen, zijn verantwoordelijk voor ons evenwicht.

Ogen

De ogen gedragen zich als een camera;
ze nemen een beeld op en sturen de
boodschap door naar de hersenen.
Door een lens wordt licht in de ogen
geconvergeerd. Dit licht valt achter in
het oog op een fijn zenuwnetwerk van
cellen, de zogenaamde retina of het netvlies. Het netvlies stuurt een signaal van
wat het ziet naar de gezichtszenuw. De
boodschap wordt via de tweede hersenzenuw doorgegeven aan de hersenen,
waar interpretatie volgt.

Spierstelsel

Spierweefsel is het best vertegenwoordigd weefsel in het lichaam. Twee-vijfde deel
van het lichaamsgewicht bestaat uit spieren. Er zijn twee typen onwillekeurige
spieren: gladde spieren (in de wanden van spijsverteringskanaal en urinewegen, in
andere holle organen en de bloedvaten) en de hartspieren. De gestreepte spieren
zijn willekeurige spieren, maar worden ook betrokken bij onwillekeurige reflexen.
Spieren hebben in wezen twee werkingen: samentrekken en ontspannen. De reik-
wijdte van beide werkingen is van belang voor de terugkeer tot het evenwicht van het
lichaam. Chemische stoffen nodig voor samentrekken van de spieren als antwoord
op situaties, kunnen achterblijven en residuale spanning veroorzaken. Residuale
spanning in deze spieren kan skelet, organen, klieren en bloedsomloop beïnvloeden.

Skelet

De botten van het lichaam zijn niet een statische structuur. Ze slaan vrijwel de totale lichaamsreserve aan calcium op. Ze maken ook rode bloedlichaampjes aan (een functie van het rode beenmerg).

Het skelet biedt een stevig geraamte om het lichaam en de lichaamsdelen in vorm te houden. Het steunt en beschermt vitale delen als hart, hersenen en longen tegen letsel. Het skelet vergemakkelijkt lichaamsbewegingen door op te treden in samenhang met diverse spieren, die door middel van pezen aan de botten zijn bevestigd.

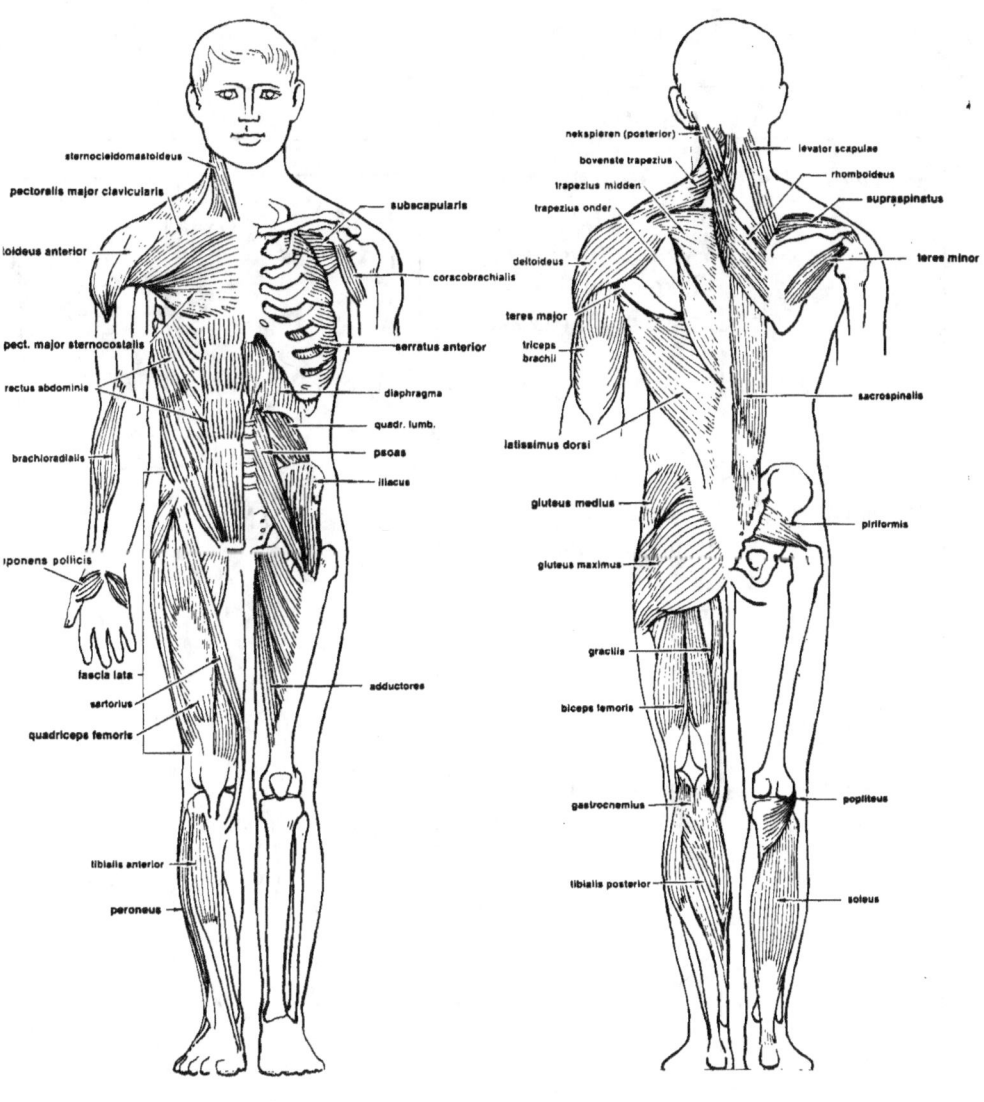

Tabel van ziekten

De volgende tabel is een gids voor die gebieden die bij diverse klachten extra aandacht vergen. De gebieden zijn opgenomen in alfabetische volgorde. De lijst dient alleen als gids en is geen middel tot stellen van een diagnose. Zo mogelijk moet de hele voet worden bewerkt.

aandoening	bewerken:	
aambeien	heupstreek (blz. 55) onderrug (blz. 53-57) s-vormig deel van de dikke darm (blz. 51) zonnevlecht (blz. 40)	
aderontsteking	lever (blz. 45-47) bijnieren (blz. 45-47)	
allergieën	bijnieren (blz. 45-47) geslachtsklieren (blz. 59-60) hypofyse (blz. 34-35)	

114

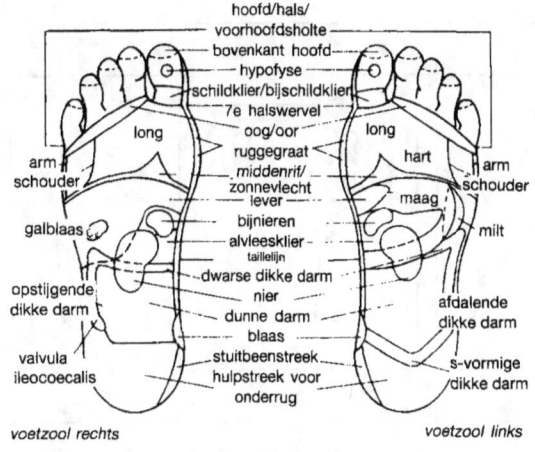

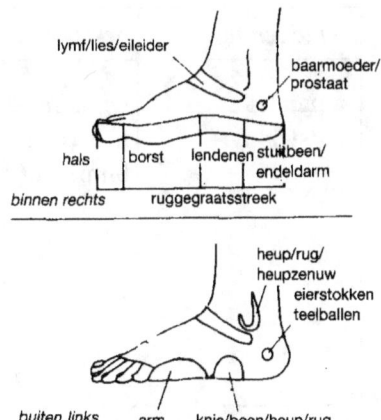

voetzool rechts   voetzool links   binnen rechts   buiten links

| omschrijving en extra aandacht |

Aambeien zijn spataders in de endeldarm. Soms kan de dikke darm zelf naar buiten uitstulpen.
Bewerk het gebied van onderrug/stuitbeen. Dit omvat alle gebieden rondom de hiel (vooral daar, waar de schoen tegen de voet drukt. Bewerken van de onderkant van de hielen, in het bijzonder de streek van het s-vormig deel van de dikke darm, kan zijn nut hebben. Spanning kan deel uitmaken van de oorzaak. Bewerk de streken van de zonnevlecht.

Een ontsteking die doorgaans verband houdt met blokkering van een ader door een bloedstolsel. De lever speelt een rol in het stollingsmechanisme, en is op de voeten een nuttig gebied voor bewerking. Het deel van de arm dat overeenkomt met het aangetaste deel van het been (verwijzingsgebied) is een waardevolle plek om tot het probleem door te dringen. *Bewerk niet* het aangetaste gebied zelf. Bewerken van de bijnieren gaat de ontsteking tegen.

Misbruik van immuniteit: verdediging tegen infectie terwijl er geen gevaar dreigt. Het gaat om overreactie van de afweermechanismen van het lichaam op bepaald voedsel, op kleding, stuifmeel en andere stoffen.
De bijnieren zijn belangrijk bij al wat te maken heeft met ontstekingen die ontstaan zijn doordat de lichaamsafweer bepaalde stoffen verkeerd duidt. De geslachtsklieren kunnen van nut zijn, omdat ze naast hun voortplantingsfunctie ook endocriene functies hebben. De hypofyse beheerst de overige endocriene klieren met haar hormonen.

aandoening	bewerken:	
amandel-ontsteking	lymfstreek (blz. 57) hals (blz. 37-38) bijnieren(blz. 45-47)	
angina pectoris	hart (blz. 42-43) bijnieren (blz. 45-47) borststreek (blz. 42-43)	
artritis	hele voet nieren (blz. 45-47, 49) bijnieren (blz. 45-47) zonnevlecht (blz. 40)	
astma	bijnieren (blz. 45-47) valvula ileocoecalis (blz. 49-50) zonnevlecht (blz. 40) longen (blz. 42-44)	

Een infectie van de massa lymfatisch weefsel in de keel, dat de amandelen wordt genoemd. Bewerk de lymfstreek, halsstreek en hypofysestreek tegen infectie. Tast de onderkant van de teen af, bij de overgang van het dunne gedeelte naar de bal van de teen, en bewerk de plek deugdelijk.

Pijn in de borst veroorzaakt door kramp van de kransslagaders van het hart. Bewerk de hartstreek krachtig zowel op de boven- als de onderkant van de voet. Schenk speciale aandacht aan de inzinkingen tussen de grote teen en de teen ernaast.

Een algemene lichamelijke gesteldheid voortkomend uit een verscheidenheid van oorzaken en doorgaans in verband gebracht met ontsteking van een gewricht. Omdat het om een algemene lichamelijke toestand gaat, dient de hele voet bewerkt te worden. De nieren kunnen goede diensten bewijzen door afvalmateriaal te verwijderen, dat zich rondom gewrichten verzamelt. De bijnieren, die ontstekingen bestrijden, spelen een belangrijke rol. Volgens recent onderzoek heeft spanning invloed op artritis. Bewerken van het gebied van de zonnevlecht om die spanning te verminderen kan de grondoorzaak van artritis gunstig beïnvloeden.

Een allergische aandoening, gepaard gaand met niezen, hoesten en moeite met ademhalen.
De arts zal bij aanvallen van astma adrenaline toedienen. De bijnieren produceren hun eigen adrenaline, en dit gebied op de voet krijgt dan ook extra aandacht bij astma. Het gebied van de valvula ileocoecalis wordt bewerkt voor regeling van de slijmafscheiding. Bewerken van de zonnevlecht vermindert de spanning die veelal met de aanval gepaard gaat.

aandoening	bewerken:	
atrofie van de gezichtszenuw	ogen (blz. 39-40) nieren (blz. 45-47, 49) hals (blz. 37-38)	
beroerte *zie ook*	bovenkant van het hoofd (blz. 36) hoofd (blz. 37-38) ruggegraat (blz. 52-54) *hartaanval* *hypertensie* *verlamming*	
blaas-aandoening	blaas (blz. 52-54) nier (blz. 45-47, 49) urineleiders (blz. 45-47, 49)	
bloedarmoede	milt (blz. 45-47)	

Degeneratie van de zenuwvezels door een verscheidenheid van oorzaken. Slechter wordend gezichtsvermogen

Plotselinge breuk of verstopt raken van een bloedvat in de hersenen. Bewerk de bovenkant van de hoofdstreek op de grote teen tegenover de kant van de beroerte. Doe ook iets aan de bovenkant van de overige tenen. Verder moeten de gehele streek van hoofd/nek/voorhoofdsholte en die van de ruggegraat bewerkt worden.

Reservoir dat urine vasthoudt. De streken van blaas en onderrug liggen ten dele over elkaar heen, en wel in de holte van de hiel (zie onderrug). Als iemand hier opgezet is, kan dat wijzen op aandoeningen aan blaas of onderrug. Controleer eveneens de urinewegen (nieren, urineleiders) in hun geheel.

Gebrek aan ijzer in de bloedlichaampjes. De milt, die ijzer terugbrengt in het bloed, is belangrijk voor de aanmaak van hemoglobine. Hemoglobine is een proteïne in de rode bloedlichaampjes dat ijzer bevat en verantwoordelijk is voor transport van zuurstof uit de longen naar de lichaamsweefsels.

aandoening	bewerken:	
bloeddruk, hoge *zie* *zie ook*	*hypertensie* *hartaanval*	
borst- **aandoeningen**	borstkas (blz. 42-45) lymfklieren (blz. 57) hypofyse (blz. 34-35)	
bursitis	schouder (indien aan- gedaan) (blz. 42-45) bijnieren (blz. 45-47)	
cataract *zie*	*staar*	
colitis *zie*	*dikke-darmontsteking*	
constipatie	dikke darm (blz. 49-52) lever/galblaas (blz. 45-47) bijnieren (blz. 45-47) zonnevlecht (blz. 40) onderrug (blz. 53-57)	

De borsten kunnen beschouwd worden als onderdeel van het lymfstelsel, want door de hele borststreek komen lymfknopen voor. De lymfknopen onttrekken de vetcomponenten aan de melk tijdens een zoogperiode. Ze zijn een voertuig voor overbrenging van infecties naar verderaf gelegen delen. Verstopte lymfklieren zijn in veel grotere mate dan kwaadaardige gezwellen verantwoordelijk voor knobbeltjes die ontdekt worden. De hypofysestreek wordt bewerkt voor elk type gezwel.

Bursitis is een ontsteking van de bursa, een zakje van zacht weefsel dat zich bevindt tussen lichaamsdelen die langs elkaar bewegen (vooral in gewrichten). De schouders zijn veelal gevoelig voor deze kwaal. Bewerken van de bijnier-streek op beide voeten kan de ontsteking gunstig beïnvloeden. Is er een ontste-king in andere gebieden aanwezig, bewerk dan de betrokken streken (zie blz. 19) op het lichaam.

Constipatie komt voort uit een verscheidenheid aan oorzaken, waaronder span-ning. Lever en galblaas maken de gal aan, nodig voor de spijsvertering, en slaan de gal ook op. De bijnieren zijn onmisbaar voor een soepele spierbeweging (bijvoorbeeld de peristaltische (spier)samentrekking binnen het spijsverterings-stelsel). Kwalen in de onderrug kunnen alles binnen dit gebied aantasten. Het spijsverteringsstelsel is ook gevoelig voor de bijwerking van spanning. De gebie-den op de voeten die met deze lichaamsdelen corresponderen, moeten worden bewerkt.

aandoening	bewerken:	
depressie	endocriene klieren (blz. 45-47, 59-60) zonnevlecht (blz. 40) alvleesklier (blz. 45-47) hoofd (blz. 37-38)	
dikke-darm- ontsteking	dikke darm (blz. 49-52) zonnevlecht (blz. 40) bijnieren (blz. 45-47)	
diverticulitis	dikke darm (blz. 49-52) s-vormig deel van de dikke darm (blz. 51) zonnevlecht (blz. 40) bijnieren (blz. 45-47)	
doofheid in de vingertoppen	7e halswervel (blz. 35- 36) zonnevlecht (blz. 40)	

De factoren die bijdragen tot een depressie kunnen zowel van psychische als van fysieke aard zijn. Tot de fysieke factoren behoren de endocriene klieren en hun invloed op kracht en graad van de activiteit. Een tweede factor kan zijn spanning, een potentiële oorzaak van depressie of een complicerend element. Vermoed wordt dat de bloedsuikerspiegel een rol speelt in sterk wisselen van stemming. De alvleesklier is betrokken bij het regelen van de bloedsuikerspiegel door insuline.

Een ontsteking van de dikke darm. Het is zaak op de voet het gebied te zoeken dat in relatie staat met de irritatie van de darm. Bij spijsverteringsklachten speelt spanning veelal een rol. Bewerk de streek van de zonnevlecht tegen spanning, en die van de bijnieren tegen ontsteking.

Het diverticulum is een uitstulping van de darmwand. Diverticulitis is een kwaal waarbij deze uitstulping ontstoken is. Het is een klacht die veel voorkomt in de streek van het onderste deel van de dikke darm. Bewerk de gebieden van de dikke darm op de voeten in hun geheel. Schenk daarbij extra aandacht aan het s-vormig deel van de dikke darm. Bewerk de bijnieren tegen de ontsteking.

De zevende halswervel kan invloed hebben op alles tussen de onderkant van de nek en de vingertoppen. De halswervels zijn gevoelig voor spanning. Spanning in de streek van de zonnevlecht kan leiden tot spanning in de nek.
Concentreer u op de gebieden van de 7e halswervel en de zonnevlecht op de voeten.

aandoening	bewerken:	
duizeligheid (vertigo)	oog/oor (blz. 39-40)	
eczeem	endocriene klieren (blz. 45-47, 59-60) zonnevlecht (blz. 40) nieren (blz. 45-47, 49) lymf (blz. 57-58)	
eeltplekken *zie ook*	*likdoorns*	
emfyseem	long (blz. 42-45) valvula ileocoecalis (blz. 49-50) zonnevlecht (blz. 40)	

De oorzaken van duizeligheid variëren. Een veel voorkomende oorzaak is infectie van het inwendig oor, dat de mechanismen voor het evenwicht bevat.
Vertigo duidt op een kwaal, waarbij de kamer lijkt te gaan tollen.
Tast bij deze klachten zorgvuldig de gebieden van oog/oor op de voeten af en ga na of de nekstreek ergens gevoelig is.

Eczeem is een kwaal waarbij droge huid optreedt. Het bewerken van de gebieden van de schildklier en de bijnieren is veelal nuttig gebleken bij deze kwaal. De huid speelt een rol in het afvalverwijderingsproces. Door bewerken van de lymf- en nierstreken wordt de klacht bestreden, doordat deze last ten dele wordt verlicht.

Verdikking van de buitenste huidlaag als gevolg van wrijving of druk. Hard eelt zal aan de oppervlakte niet bijzonder gevoelig zijn, maar onder die dikke kussens liggen belangrijke reflexen. Veelal zijn deze reflexen overwoekerd door afzettingen, en zijn ze niet bereikbaar voor prikkeling van buitenaf. Werk door die eeltlagen heen. Dik eelt kan beter eerst verwijderd worden door een pedicure. Evenals likdoorns moeten gevoelige eeltplekken voorzichtig behandeld worden. Bewerken van de plek rondom het eelt stimuleert de bloedsomloop in dat gebied. Werk behoedzaam door het eelt zelf heen.

Emfyseem is een longziekte waarbij de ademhaling is bemoeilijkt. De longzak wordt minder elastisch. Spanning is een voorname factor bij deze kwaal. Een teveel aan slijm verergert de ziekte nog. Bewerk de longgebieden op de voeten deugdelijk. Schenk ook extra aandacht aan de streek van de valvula ileocoecalis tegen het slijm, en aan die van de zonnevlecht tegen de spanning.

aandoening	bewerken:	
flatulentie	s-vormig deel van de dikke darm (blz. 51) zonnevlecht (blz. 40) dunne darm (blz. 50)	
flauwvallen	hypofyse (blz. 34-35)	
galstenen	lever/galblaas (blz. 45-47)	
gehoorklachten *zie ook*	oog/oor (blz. 39-40) hals (blz. 37-38) *duizeligheid* *oorpijn*	

Een overmatige ophoping van gas in maag of ingewanden.
Het s-vormige deel van de dikke darm is op grond van zijn ligging primair doel bij flatulentie. Op de voeten dienen de gebieden van het s-vormige deel van de dikke darm, de dunne darm en de zonnevlecht te worden bewerkt.

Flauwvallen wordt veroorzaakt door plotseling ontoereikende bloedtoevoer naar de hersenen. Soms blijkt het mogelijk een bewusteloos persoon die slechts is flauwgevallen, bij te brengen door de hypofysestreek op beide grote tenen te bewerken met de techniek van de hakende en kracht zettende duim (zie blz. 33), en wel een aantal malen achtereen.
Bewerk, nadat de persoon is bijgekomen, de rest van de voet om de oorzaak van het flauwvallen op te heffen.

Gekristalliseerde vetachtige deeltjes, vooral cholesterol. De grootte van een galsteen kan variëren van de omvang van een pit tot die van een citroen. Hoe groter de galsteen, hoe groter de kans op klachten. Bewerk deugdelijk het gebied van lever/galblaas.

Gedeeltelijk of algeheel verlies van hoorvermogen als gevolg van leeftijd, ongeval, genetische afwijking, beroepsongeval of andere oorzaak. De botjes van het middenoor zijn vitaal, en bij beschadiging ervan kan er weinig worden gedaan om het gehoor te verbeteren. Het evenwicht is nog altijd een belangrijke functie van het oor, ook als het horen zelf achteruitgaat of wegvalt. Zoals bij elk gehoorprobleem dienen de gebieden van oog/oor en hals te worden bewerkt.

aandoening	bewerken:	
glaucoom zie	*staar*	
hard worden **van slagaders** zie	*hypertensie*	
hardhorendheid zie	*gehoorklachten*	
hartaanvallen zie ook	hart/long (blz. 37-39) bijnieren (blz. 45-47) s-vormig deel van de dikke darm (blz. 51) *hypertensie*	
hartziekten zie	*angina pectoris*	
heupklachten zie ook	lymf/lies (blz. 57) heupstreek (blz. 55) heup/rug/heupzenuw (blz. 54-55) knie/been (blz. 56) onderrug (blz. 53-57) *rugklachten*	
hiatus hernia zie	*middenrifbreuk*	

128

Blokkering van de kransslagaders of een van de vertakkingen ervan door een bloedstolsel, waardoor de hartspier ten dele van bloed verstoken blijft. De hartstreek strekt zich over de bal van de linkervoet uit en ook nog over een gedeelte van de rechtervoet. De hele hart/longstreek moet krachtig worden bewerkt. Het hart is een spier, en de bijnieren kunnen de spierspanning beïnvloeden. Het s-vormig deel van de dikke darm is een gedeelte dat bijzonder gemakkelijk gas vasthoudt en ophoopt. Die verhoogde druk kan zich opwaarts langs de dikke darm naar het dwarse deel ervan verplaatsen en daar druk uitoefenen op de borstholte.

Heupklachten kunnen uiteenlopende oorzaken hebben. De onderrug is veelal de grondoorzaak van de klacht. Zoek de heupstreek, heup/rug/heupzenuw, lymf/lies en knie/been af naar gevoelige plekken.

aandoening	bewerken:	

hoofdpijnen	hoofd/nek/voorhoofds-
	  holte (blz. 37-39)
	zonnevlecht (blz. 40)
	stuitbeen en ruggegraat
	  (blz. 53-54)	

hooikoorts
 	
zie ook
	bijnieren (blz. 45-47)
	geslachtsklieren
	  (blz. 59-60)
	hypofyse (blz. 34)
	hoofd/hals/voorhoofds-
	  holte (blz. 37-39)
	valvula ileocoecalis
	  (blz. 49-50)
	allergieën	

**huidaan-
  doeningen**
 	
zie ook
	nier (blz. 45-47, 49)
	schildklier (blz. 35)
	geslachtsklieren
	  (blz. 59-60)
	bijnieren (blz. 45-47)
	hypofyse (blz. 34)
	eczeem
	psoriasis	

Hoofdpijnen treden op als gevolg van het gebruik van bepaalde drugs, als reactie op de fysieke gesteldheid en zelfs op angst. De tenen vertegenwoordigen de streek van hoofd en nek. Probeer de gebieden van hoofd en nek op de voeten geheel te bewerken. De zonnevlecht vraagt aandacht ter verlichting van de spanning. Migraine is een veel voorkomende en bijzonder kwellende vorm van hoofdpijn. Van migraine weet men nog niet het fijne. De bovengenoemde gebieden zijn van belang. Ook de ruggegraat vergt over de gehele lengte aandacht, in het bijzonder in de stuitbeenstreek. Hoe vreemd het mag klinken, aangetoond is dat migraine te maken kan hebben met letsel in dit gebied.

Een allergische reactie van het bovendeel van de luchtwegen, veelal op stuifmeel in de omgeving.
Bewerk de streek van hoofd/hals/voorhoofdsholte en de valvula ileocoecalis (wegens het slijm) voor aanvullende hulp bij de klacht.

De huid wordt als een orgaan beschouwd. Huidaandoeningen trekken meer de aandacht dan even ernstige kwalen van andere organen. De huid is een van de uitscheidingsorganen van het lichaam. Ontoereikende uitscheiding kan de huid aantasten. Het functioneren van nieren en endocriene klieren is van belang. Welke gebieden extra nadruk moeten krijgen, hangt af van de aard van de aandoening. Acne vergt aandacht voor de gebieden van de geslachtsorganen en van de hypofyse. Droge of vette huid heeft te maken met schildklier en hypofyse.

aandoening	bewerken:	
hypertensie *zie ook*	zonnevlecht (blz. 40) bijnieren (blz. 45-47) nieren (blz. 45-47, 49) *dikke-darmontsteking* *maagzweer*	
hypoglycaemie *zie ook*	alvleesklier (blz. 45-47) hypofyse (blz. 34) schildklier (blz. 35) lever (blz. 45-47) bijnieren (blz. 45-47) *depressie* *suikerziekte*	

Een ziekte waarbij het hart wordt gedwongen onder hogere druk te pompen, waardoor het extra wordt belast. Dit kan ontwikkeling van arteriosclerose (blokkering van slagaders) versnellen. Zodra de slagaders die de hersenen van bloed voorzien, geblokkeerd raken, kan er een beroerte volgen. Gaat het om blokkering van de aders die het hart van bloed voorzien, dan kan er een hartaanval optreden. Te hoge bloeddruk alleen al kan breuk van een bloedvat tot gevolg hebben. Ook de nieren kunnen schade oplopen. De kwaal is in wezen cyclisch. Arteriosclerose wordt veelal aangeduid als 'verharden van de slagaders'. Daar spanning de bloeddruk verhoogt, worden stoffen als cholesterol tot in de slagaderwanden gedrongen. Vanzelfsprekend wordt de bloedsomloop, naarmate deze stoffen zich ophopen, verder belemmerd, en de nieren trachten dat tegen te gaan door een hormoon af te scheiden dat de bloeddruk moet verhogen. Er wordt nog meer materiaal in de vaatwanden geperst, en de cyclus gaat door. De nierstreek op de voet moet krachtig worden bewerkt.

Het probleem ligt voor een groot deel in de alarmreactie en het onvermogen tot homeostase terug te keren. (Zie blz. 21.) De zonnevlecht is een sleutel tot deze kwaal. Die is betrokken bij veel sleutelgebieden die een rol spelen in de alarmreactie, door zenuwen te activeren en spiersamentrekking van het middenrif te bewerkstelligen om deze dreiging te keren. Bewerk dit gebied van de voet herhaaldelijk. De bijnieren zijn de voornaamste endocriene klieren voor het bestrijden van stress, zowel acute als langdurige. Bewerk hun gebieden deugdelijk.

Een tekort aan suiker in het bloed. Veel onderling samenwerkende stelsels houden de suikerspiegel constant, ondanks grote schommelingen in opname en verbruik van glucose (bloedsuiker). Alle koolhydraten worden in glucose omgezet. Glucose wordt in de vorm van glycogeen in de lever en de spieren opgeslagen. Zodra er glucose nodig is, wordt ze uit de voorraad glycogeen gehaald. Een verscheidenheid van bijzondere hormonen handhaaft het evenwicht tussen de verbranding van glucose en de opslag ervan. Insuline is het belangrijkste hormoon in dit proces. (Zie suikerziekte.) Hypoglycaemie wordt gekenmerkt door te veel insuline in het bloed. Ze onttrekt glucose aan het bloed door hogere verbranding, en vergroot dus de opslag van glycogeen. Dit gaat ten koste van het bloed. Hypoglycaemie kent vele symptomen. Plotseling dalen van het energiepeil en geestelijke depressie zijn vaak tekenen van deze ziekte. Ze kan de doelmatigheid van de hersenen aantasten, die aangewezen zijn op een constante toevoer van bloedsuiker, omdat ze zelf geen voorraad hebben. Zorgvuldig bewerken van de streek van de alvleesklier op beide voeten is geboden. De bijnieren zijn erbij betrokken, want die regelen de opslag van proteïnen, koolhydraten en vetten. De lever is opslagplaats en regelaar van glycogeen. Schildklier en hypofyse spelen een rol in de stofwisseling en zijn dus ook bij het proces betrokken. Het bewerken van alle endocriene klieren is van nut.

aandoening	bewerken:	
hysterectomie zie	vrouwenziekten	
ischias zie ook	heup/heupzenuw (blz. 55) lymf/lies (blz. 57) onderrug/stuitbeen (blz. 52-54) knie/been (blz. 56) rugklachten	
jicht zie ook	nieren (blz. 45-47, 49) corresponderend lichaamsgebied nieraandoeningen	
keelpijn	hals (blz. 37-39) bijnieren (blz. 45-47) lymfstreek (blz. 57)	
knobbel in de borst zie	borstaandoeningen	

134

Een gangbare term voor aanhoudende pijn rondom de heupzenuw. Dit is de grootste zenuw in het lichaam. Van de onderrug loopt ze in twee takken door de benen en boven de knieën vertakt ze zich nog eens. Van de knie loopt ze als een stijgbeugel rondom de hiel.

De pijn is een symptoom. De oorzaak van de meeste ischiaspijn is druk op een ruggemergzenuw tengevolge van een hernia (verschoven wervelschijf). Directe druk (bijvoorbeeld door een slechte zithouding) komt als oorzaak van deze pijn minder voor.

Het gebied van heup/heupzenuw heeft grondige bewerking nodig. De binnenkant van het been aan de onderkant van het bot kan benut worden naast het gebied van de heup/heupzenuw op de voeten. We kunnen op flink wat afzetting stuiten op het knooppunt van de lymf/liesstreek en de bovenkant van het enkelbot, waar de heupzenuw een lus naar boven maakt.

Het gebied van onderrug/stuitbeen en de onderkant van de hiel hebben extra aandacht nodig. Bewerken van de knie/beenstreek kan deze klacht ook ten goede komen.

Jicht: een overmaat aan urinezuur in het bloed, wat ontsteking rondom een gewricht veroorzaakt. De aanvallen treden acuut op en zijn pijnlijk. De grote teen is veelal doelgebied bij jicht, maar bepaald niet de enige streek bij deze kwaal. De nieren regelen het urinezuur, en hun gebieden op de voeten zijn dan ook belangrijk. Bewerk het corresponderend gewricht (verwijzingsgebied) in de hand eveneens.

Bij een ontstoken keel kunnen de te bewerken gebieden gevonden worden door zorgvuldig de boven-, de onder- en de zijkanten van de tenen af te tasten. Bewerk bij ontstekingen altijd de gebieden van de bijnieren.

aandoening	bewerken:	
koorts	hypofyse (blz. 34)	
likdoorns *zie ook*	*eeltplekken*	
long- **aandoeningen** *zie*	*astma* *emfyseem*	
menopauze *zie*	*vrouwenziekten*	
menstruatie *zie*	*vrouwenziekten*	
middenrifbreuk	zonnevlecht (blz. 40-41) bijnieren (blz. 45-47)	

Stijging van lichaamstemperatuur gepaard gaande met infectie (ook symptoom van andere ziekten). Bewerk alleen het gebied van de hypofyse om het half uur tot de koorts is gedaald; bewerk daarna de rest van de voet.

Likdoorns worden gevormd als gevolg van toegenomen druk of wrijving, wat de zenuwuiteinden irriteert. Bewerken van likdoorns vergt gezond verstand en voorzichtigheid. Werk om de buitenkant van de likdoorn heen om de bloedsomloop te herstellen. Maak een flink aantal pasjes door het gebied. Likdoorns kunnen buitengewoon gevoelig zijn en moeten bewerkt worden tot aan iemands tolerantieniveau.

Een breuk van het middenrif ter plaatse waar de slokdarm passeert. Het is een opbollen van de middenrifwand. Het middenrif is een krachtige laag van spier- en bindweefsel, die de borstkas scheidt van de buikholten. Mensen klagen veelal over indigestie wanneer een kramp in de sluitspier naar de maag maagzuur doet opspatten in de onbeschermde slokdarm.
De slokdarm loopt naar links, waar hij de maag binnenkomt. De linkervoet zal dan ook gevoeliger zijn dan de rechter in de zonnevlechtstreek. We kunnen hier vaak op felle pijn stuiten. Bewerk het gebied van middenrif/zonnevlecht volledig met extra aandacht voor de bijnieren teneinde de spierspanning op te voeren.

aandoening	bewerken:	
migraine *zie*	*hoofdpijnen*	
nek *zie*	*rugklachten*	
netvlies, loslatend	oog/oor (blz. 39-40) hals (blz. 37-39) nieren (blz. 45-47, 49)	
nier- aandoeningen	nieren (blz. 45-47, 49) urineleiders (blz. 51) blaas (blz. 52-54) bijnieren (bij infectie) (blz. 45-47)	
nierstenen	nieren (blz. 45-47, 49) urineleiders (blz. 51) blaas (blz. 52-54)	

Loslaten van het netvlies van de buitenste lagen van de oogbol, wat partiële of algehele blindheid ten gevolge kan hebben. Indien operatief ingrijpen nodig is, bewerk de genoemde gebieden dan voor en na de ingreep om het genezingsproces te bevorderen.

De meest voorkomende klachten hebben betrekking op de filterfunctie van de nieren. De nefronen of filtertjes (waarvan er ongeveer een miljoen in de nieren aanwezig zijn) kunnen ontstoken raken.
De urinestroom kan verstopt raken. De urineleiders kunnen geblokkeerd worden door stenen (zie nierstenen), druk van andere organen en vergroting van de prostaat (bij mannen). De urine kan stagneren en infectie veroorzaken, die ernstige schade aanricht.
De nieren kunnen beschadigd worden door hypertensie. (Zie aldaar.)
Oedeem of uitzonderlijke ophoping van vocht in het lichaam wordt soms veroorzaakt door nierziekten. (Zie blz. 105.) Oedeem kan veel oorzaken hebben. De nieren moeten evenwel altijd worden bewerkt om dit teveel te verwijderen.
Vergiftiging in het lichaam kan door bewerken van de nieren gunstig beïnvloed worden. De vergiften zijn een nevenprodukt van de celstofwisseling. De nieren kunnen als voornaamste uitscheidingsorgaan het bloed filteren en van afvalstoffen zuiveren.

Nierstenen ontstaan als de urine te geconcentreerd is. Diverse stoffen als calciumzouten, urinezuur en andere materie gaan kristalliseren. Die kristallen kunnen ongemerkt het lichaam verlaten zolang ze klein zijn. Worden ze evenwel groter, dan kunnen de gevoelige urineleiders worden aangetast. De leiders zijn elastisch, maar als grotere nierstenen naar buiten willen, raken de uitsteeksels ervan vast in de smalle gevoelige kanalen. Voor verwijderen ervan kan een ingreep nodig zijn. Maar in welke situatie ook, de gebieden van nieren, urineleiders en blaas op de voeten behoeven zorgvuldige aandacht.

aandoening	bewerken:	
onderrug- **klachten** *zie*	*rugklachten* *heupklachten* *ischias*	
onvruchtbaar- **heid** **mannelijke** **vrouwelijke**	teelballen (blz. 59-60) prostaat (blz. 59-60) baarmoeder (blz. 59-60) eierstokken (blz. 59-60) eileiders (blz. 57) hypofyse (blz. 34)	
oog- **aandoeningen** *zie ook*	oog/oor (blz. 39-40) hals (blz. 37-39) nieren (blz. 45-47, 49) *atrofie van de gezichts-* *zenuw* *netvlies* *staar*	
oorpijn	oog/oor (blz. 39-40)	

Onvermogen een kind te verwekken of te krijgen door structurele problemen, door gebrekkig functioneren van endocriene klieren of door psychische moeilijkheden. Bij onvruchtbaarheid is aanpak door een team vereist. Beide partners moeten worden onderzocht, tenzij een medische diagnose de oorzaak van het probleem al heeft vastgesteld.

Bij de vrouw (zie vrouwenziekten) kunnen gebreken optreden aan het mechanisme dat eitjes produceert en transporteert. De eileiders kunnen bijvoorbeeld geblokkeerd zijn. In sommige gevallen is bewerken van de hypofysestreek op beide grote tenen nuttig gebleken om de maandelijkse ovulatiecyclus te normaliseren.

Emoties kunnen soms een factor zijn. Verwachtingen en zorgen kunnen bijdragen aan een algemene onevenwichtige toestand van de voortplantingsorganen. Het gebied van de zonnevlecht (sleutel tot spanning) moet extra aandacht krijgen. Het kan ook zijn dat de man niet voldoende zaadcellen produceert om bevruchting mogelijk te maken. In dat geval dienen de gebieden van teelballen en prostaat extra aandacht te krijgen.

De overige endocriene klieren zijn onderling verbonden met de voortplantingsfuncties. Bewerk ze deugdelijk bij welke dysfunctie van het voortplantingsapparaat ook.

Bewerk bij alle oogklachten de oog/oorgebieden aan de basis van de tenen. De hals is een goed hulpgebied bij oogkwalen, omdat bloedvaten en zenuwen erdoor lopen. Op grond van het zoneverband (zie blz. 18) biedt de nierstreek daarnaast ook hulp.

Infectie is een primaire oorzaak van oorpijn. Controleer de tenen op gevoeligheid in de nekstreek. Bewerk de oog/oorgebieden deugdelijk met extra aandacht voor de bijnieren wanneer er een infectie of een ontsteking mee gemoeid is.

aandoening	bewerken:	
oorsuizen *zie ook*	oog/oor (blz. 39-40) hals (blz. 37-39) bijnieren (blz. 45-47) *gehoorklachten*	
prostaat- aandoeningen	prostaat (blz. 59-60) teelbal (blz. 59-60) lymf/lies (blz. 57) onderrug/blaas (blz. 53-54)	
psoriasis	nieren (blz. 45-47, 49 schildklieren (blz. 35) bijnieren (blz. 45-47) hypofyse (blz. 34)	
reuma *zie*	*artritis* *bursitis*	
rugklachten	ruggegraat (blz. 52-54)	

Rinkelen, zoemen of suizen in het oor. Het kan het gevolg zijn van de een of andere kwaal van het oor of de gehoorzenuw. Oorsmeer, blokkering van de buis van Eustachius en irritatie van de gehoorzenuw zijn de meest voorkomende oorzaken.

Bewerk de gebieden van oog/oor en hals geheel. De bijnierstreek wordt bewerkt tegen mogelijke infectie van de buis van Eustachius.

Een mannelijke klier achter de uitgang van de blaas rondom de pisbuis. Deze klier voegt het dunne melkachtige alkalische prostaatsap toe aan het zaad. De prostaat kan door ziekte of letsel groter worden, waardoor een aanhoudende drang tot urineren ontstaat, dat met enig ongemak gepaard gaat. Dit komt veel voor bij mannen van middelbare leeftijd tot bejaard.

Bewerk het gebied van de prostaat op de voeten. Laat voor extra aandacht uw duim (zie onderste tekening) lopen langs de binnenkant van het been naar beneden, van omstreeks halverwege de kuit tot aan het enkelbot. De overige gebieden van voortplanting en onderrug moeten ook worden bewerkt.

Een aandoening van de buitenste laag van de huid. Het karakteristiek beeld bestaat uit verdikte rode plekken met schilferig oppervlak, hoofdzakelijk op schedel, rug en armen.

Bij een normale huid vormen oude cellen de buitenlaag. Daaronder worden de nieuwe cellen gevormd. Bij psoriasis wordt de gang van zaken versneld; er worden nieuwe cellen gevormd voor de oude cellen loslaten.

De endocriene klieren, in het bijzonder de schildklier en de bijnieren, dragen bij tot dit proces. De nier, het voornaamste uitscheidingsorgaan van het lichaam, neemt iets van de last over van de huid (die ook afvalstoffen uitscheidt).

Steunende structuur voor het lichaam en beschermende structuur voor het ruggemerg, de voortzetting van de hersenen onder de schedel.

De ruggegraat en de invloed ervan zijn veel meer dan een steunende structuur. De zenuwen die uit het ruggemerg ontspringen, besturen grote segmenten van de romp. (Zie ischias.)

aandoening	bewerken:	
rugklachten **middenrug** **(borstkas)**	ruggegraat (blz. 52-54) zonnevlecht (blz. 40)	

rugklachten
nek
(halswervels)
	nek (blz. 37-38)
	bovenzijde van
	  schouders
	  (blz. 39)
	zonnevlecht (blz. 40)	

rugklachten **onderrug** **(lendenen)**	ruggegraat (blz. 52-54) heup (blz. 55) zonnevlecht (blz. 40) knie/been (blz. 56) lymf/lies (blz. 57)	
rugklachten **onderrug** (stuitbeen) *zie ook*	ruggegraat (blz. 52-54) lendestreek (blz. 53-57) *heupklachten* *ischias*	

De wervels waaraan de ribben vastzitten, zijn betrokken bij klachten in de bovenrug, van de nek tot de taillelijn. De ruggegraatstreek van de basis van de grote teen tot aan de 'taillelijn' op de voet dient bewerkt te worden. Deze streek wikkelt zich om de binnenkant van de voet. Een nevengebied is de zonnevlecht (spanning).

De zeven halswervels worden gemakkelijk getroffen door spanning en letsel, en de klachten die daaruit voortvloeien komen veel voor. Bewerk voor nekklachten alle zijkanten van elke teen en schenk speciale aandacht aan de grote teen. De halswervels liggen op verschillende dwarszones, de zevende halswervel op de cirkelvormige band aan de basis van de teen.
De schouders en de zonnevlecht moeten in de betrokken gebieden op de voet eveneens bewerkt worden, want ook dit zijn gebieden die doorgaans met spanning in verband staan.

Deze vijf lendewervels dragen een groot deel van het lichaamsgewicht, en zijn dan ook vatbaar voor veel klachten. Bewerk de streek van de taillelijn tot in de holte van de hiel. Opgezet zijn van de holte kan duiden op klachten van de onderrug of de blaas, twee gebieden die ten dele over elkaar liggen. De onderrug staat met vele gebieden in verband en kan ook daar klachten veroorzaken. Ze dienen alle bewerkt te worden in samenhang met een klacht in ieder van de andere.

Het gebied op de voet loopt van de holte van de hiel omlaag langs de binnenkant van de hiel. Hulpgebieden zijn onder meer: gebieden aan weerskanten van de hiel, zich uitstrekkend tot aan de enkel, de hielstreek op de voetzool, en de lendenen.

aandoening	bewerken:	
schouderklachten *zie ook*	schouder (blz. 42-44) nek (blz. 37-39) middenrug(blz. 53-57) armstreek (blz. 47-48) *bursitis*	
spataders	dikke darm (blz. 49-52) endocriene klieren (blz. 45-47, 59-60)	
spijsverte- ringsklachten *zie*	*dikke-darmontsteking* *constipatie* *diverticulitis* *flatulentie* *aambeien* *middenrifbreuk* *zweer*	
staar, grauwe (cataract) *zie ook*	oog/oor (blz. 39-40) nieren (blz. 45-47, 49) hals (blz. 37-39) *oogaandoeningen*	

Pijn in de schouder kan van plaatsen buiten de schouderstreek komen. Nek en middenrug zijn hulpgebieden voor deze klacht.

Bewerk de schoudergebieden op de boven- en de onderkant van de voet. De nekgebieden moeten deugdelijk worden behandeld. In het gebied van de middenrug is veelal gevoeligheid aanwezig. De armstreek kan ook als hulpgebied dienen.

Likdoorns en eelt hebben vaak met deze klacht te maken vanwege het feit dat ze de zone gemakkelijk blokkeren. (Zie blz. 23-24.)

Blauwe aders in de benen, doorgaans veroorzaakt door abnormale opzwelling. Het bloed stroomt door de aders door middel van spierdruk op de bloedvaten in de benen. Een reeks naar één kant werkende kleppen garandeert dat de stroom opwaarts gaat. Wanneer de kleppen slecht functioneren, stagneert het bloed, de druk wordt groter en de aders kunnen opzetten en pijnlijk aanvoelen.

Druk kan veroorzaakt worden door kwalen van de dikke darm, te lang staan, tumoren of iets anders dat het gestel onder druk zet.

Het corresponderend gebied op de arm kan goede diensten bewijzen. (Zie blz. 19). De endocriene klieren, vooral de bijnieren, beïnvloeden de bloedvaten.

Staar in diverse vormen is een vertroebeling van de ooglens; de lens wordt ondoorschijnend. Staar treedt doorgaans op oudere leeftijd op, maar kan zich ook voordoen als gevolg van letsel. Het komt voor dat een vorm van staar bij de geboorte al aanwezig is. Hoe vroeger staar wordt ontdekt, hoe beter de kansen voor het slagen van een behandeling zijn.

De reflexgebieden van de ogen en oren vergen deugdelijke aandacht. Wanneer de lens totaal overwoekerd raakt en operatie geboden is, blijft het van belang de oog/oorstreek en andere betrokken gebieden te bewerken. Dit draagt bij tot het genezingsproces, en helpt littekenvorming die optreedt bij operatie, binnen de perken te houden. Daar deze gebieden in dezelfde zones liggen als de nierstreken, gebruikt men beide als verwijzingsgebied om elkaar wederzijds te steunen. Spanning in de hals kan eveneens oog- of oorklachten veroorzaken. Bewerk de halsstreek deugdelijk.

aandoening	bewerken:	
staar, groene **(glaucoom)** *zie ook*	oog/oor (blz. 39-40) hals (blz. 37-39) nier (blz. 45-47, 49) *oogaandoeningen*	
stuitbeenklachten *zie*	*rugklachten*	
suikerziekte *zie ook*	alvleesklier (blz. 45-47) hypofyse (blz. 34) schildklier (blz. 35) lever (blz. 45-47) bijnieren (blz. 45-47) *hypoglycaemie*	
tendonitis *zie*	*bursitis*	
tinnitus aurium *zie*	*oorsuizen*	

Een oogziekte die verband houdt met verhoogde druk van het vocht in de oogbol, en op blindheid kan uitlopen als er geen behandeling plaatsvindt. De kwaal is doorgaans niet pijnlijk. Routine-onderzoek op glaucoom is inmiddels gebruikelijk, zodat de ziekte vroeg kan worden ontdekt en behandeld.

Net als bij de meeste ziekten zal reeds lang aanwezig glaucoom meer tijd vergen om met reflexologie iets te bereiken. De oog/oorstreek moet grondig worden afgetast. Evenals bij alle oogklachten dienen de gebieden van hals en nieren op de voeten extra aandacht te krijgen.

Hoge bloeddruk of hypertensie (zie blz. 132) is een bijverschijnsel van de oogdruppels waarmee glaucoom wordt behandeld.

Deze ziekte wordt gekarakteriseerd door onvermogen van het lichaam suikers (koolhydraten) die met het voedsel opgenomen zijn, te verbranden. Een ontoereikende aanmaak van insuline is daarvoor verantwoordelijk. Insuline is een hormoon dat door cellen in de alvleesklier geproduceerd wordt, dat in het bloed wordt gebracht, en dat stofwisseling evenals verbruik van suiker mogelijk maakt. Indien deze afscheiding ontoereikend is, loopt de bloedsuikerspiegel snel op, en dat veroorzaakt een reeks gevaarlijke aandoeningen. Het omgekeerde van deze aandoening is hypoglycaemie. (Zie blz. 100). Veelvuldig plassen (een poging het bloed te ontdoen van overtollige glucose), gewichtsverlies (een poging vet te verbranden in plaats van glucose) en degeneratie van kleine bloedvaten (in het bijzonder in ogen en nieren) zijn symptomatisch voor suikerziekte. Blindheid en nierkwalen kunnen de gevolgen zijn. Klachten in verband met de bloedsomloop compliceren deze aandoening nog. Suikerziekte bij jeugdigen is de ernstigste vorm van deze ziekte.

De hypofyse als voornaamste endocriene klier heeft invloed op de alvleesklier. Schildklier, lever en bijnieren spelen alle een rol in de stofwisseling. Bewerk deze gebieden deugdelijk.

aandoening	bewerken:	
tumor	hypofyse (blz. 34) corresponderend gebied	
urinewegen, aan- doeningen of infecties *zie*	*blaasaandoeningen* *nieraandoeningen* *prostaataandoeningen*	
verlamming	gehele lichaam nek (blz. 37-39) ruggegraat (blz. 52-54) bovenkant van het hoofd (blz. 36)	
vertigo *zie*	*duizeligheid*	

**voorhoofdsholte-
ontsteking**
	hoofd/hals/voorhoofds-
	   holte (blz. 37-38)
	valvula ileocoecalis
	   (blz. 49-50)
	bijnieren (blz. 45-47)
	hypofyse (blz. 34)	

Elke zwelling of vergroting, in het bijzonder een groeisel dat geen duidelijke functie vervult. De hypofyse regelt de groei van zacht en hard weefsel in het lichaam. Ze regelt niet alleen hoe groot iemand wordt, maar kan ook het groeien van tumoren beïnvloeden.

Tumoren kunnen kankerachtig van aard zijn. In wezen is kanker een stoornis in de regelmatige groei van de cellen. Een verbijsterende reeks ziekten kan het gevolg daarvan zijn

Evenals de hypofysestreek dient het gebied corresponderend met de tumor onderzocht te worden. Gebruik de zones om dit gebied op de voet te vinden.

Verlamming kan veel oorzaken hebben (bijvoorbeeld beroerte, letsel). Hoe vlugger na een ongeval iemand wordt bereikt, hoe groter de kans op genezend ingrijpen. Nieuwe experimenten hebben aangetoond dat verlamde ledematen met goed gevolg kunnen worden bewerkt, ondanks beschadigde zenuwen en verlies van gevoeligheid.

Het gebied van het hele lichaam met inbegrip van armen, benen, handen en voeten, moet bewerkt worden terwille van de totale bloedsomloop. Verlamming vergt uitzonderlijk doorzettingsvermogen op grond van een verscheidenheid van factoren: leeftijd van de patiënt, verstreken tijd na een ongeval en de omvang van de schade, factoren die alle het resultaat van de behandeling beïnvloeden. De kans op succes is momenteel niet te bepalen; daarvoor is nader onderzoek nodig.

De voorhoofdsholte en de neusbijholten zijn holle ruimten, bekleed met dun membraan, hier en daar in de hoofdstreek. De membranen zijn ter bescherming met slijm overtrokken. De enige bekende functie van deze holten is de stem te laten resoneren.

De holten kunnen verstopt raken door overtollig slijm, wat hoofdpijn kan veroorzaken. Zodra de holten ontstoken raken, spreken we van voorhoofdsholte-ontsteking. Alle tenen moeten zorgvuldig worden behandeld, van alle kanten, van boven en onder. De valvula ileocoecalis is een belangrijk gebied bij deze aandoening. De valvula is een doorgang tussen de dunne en de dikke darm om terugstromen van afvalstoffen te voorkomen. Het gebied rond de valvula ileocoecalis heeft grote invloed op het slijmniveau in het lichaam.

151

aandoening	bewerken:	
voortplantings-stoornissen *zie*	*vrouwenziekten* *onvruchtbaarheid* *prostaataandoeningen*	
vrouwenziekten *zie ook*	baarmoeder (blz. 59-60) eierstokken (blz. 59-60) eileiders (blz. 58) *hysterectomie* *onvruchtbaarheid*	
'zweepslag' *zie ook*	nek (blz. 37-38) long (blz. 42-45) ruggegraat (blz. 52-54) *rugklachten*	
zweer *zie ook*	maag (indien aange-daan) (blz. 45-47) zonnevlecht (blz. 40) middenrif (blz. 40) bijnieren (blz. 45-47) *hypertensie*	

De voortplantingsorganen bij de vrouw omvatten baarmoeder, eierstokken en eileiders (die de eerste twee met elkaar verbinden). Deze gebieden worden doorgaans getroffen door menstruatieklachten, menopauze en onvruchtbaarheid. De gebieden op de voeten die extra aandacht vergen, zijn alle voortplantingsgebieden plus de endocriene klieren op grond van de onderlinge relatie tussen alle klieren.

Bij menstruatieklachten en de menopauze zijn bovengenoemde gebieden belangrijk; het baarmoedergebied verdient extra aandacht. Onvruchtbaarheid kan veroorzaakt worden door infectie, geblokkeerde eileiders, dysfunctie van endocriene klieren of psychische problemen. Daarom is het belangrijk extra aandacht te schenken aan alle voortplantingsgebieden en de gebieden van de overige endocriene klieren.

Hysterectomie is operatieve verwijdering van de baarmoeder. Ook daarna heeft de baarmoederstreek nog aandacht nodig in verband met ontstaand littekenweefsel en verklevingen van weefsels.

Verstuiking van de spieren en pezen van rug of nek veroorzaakt door een plotselinge klap van achteren, bijvoorbeeld doordat iemand die in een wagen zit van achteren wordt aangereden. Deze schade beperkt zich niet tot rondom de 7e halswervel. Ook de borstwervels krijgen een klap. Veelal zijn de spieren en pezen in de bovenrug er eveneens bij betrokken.

De eerste en de tweede zone zijn hier zeer belangrijk. Bewerk het nekgebied op alle tenen. Doorloop het ruggegraatgebied grondig. Werk omlaag langs de eerste en de tweede zone tussen de grote teen en de aangrenzende teen in het longgebied.

Een hardnekkige breuk in de huid of het slijmvlies, die niet vanzelf geneest. De bloedsomloop functioneert niet in dat gebied.

Er zijn vele typen zweren, en ze kunnen op allerlei plaatsen voorkomen. De zonnevlechtstreek bewerken kan baat geven, ofschoon niet alle zweren met stress te maken hebben. Bewerken van de bijnieren helpt tegen stress en tevens tegen de ontsteking.

Bewerk het maaggebied op beide voeten.

Nawoord

Zodra u de technieken beheerst en een eigen behandelmethode hebt ontwikkeld, zult u onvermijdelijk aan andere dingen gaan denken. Daar het doel is niet tot een 'mechanische' benadering te vervallen, moet u de leiding aan uw intuïtie en spontaniteit overdragen. Vergelijk het maar met het leren bespelen van een muziekinstrument. U maakt u de techniek eigen, u oefent toonladders; u bestudeert de theorie. Maar muziek is meer dan dat alles. U moet *inzicht* in de muziek aankweken, u moet er *gevoel* voor krijgen. Hetzelfde doet u met ieder paar voeten. Dat is het, waardoor de reflexologie de boeiende en bevredigende studie wordt, die ze is.

De sleutel is observeren. Hoe meer voeten u bewerkt, hoe meer u vertrouwd zult raken met lichte onregelmatigheden en afwijkingen ervan. Het kan zijn dat u uzelf betrapt op vergelijken van een voet met de vorige, en bij uzelf denkt: 'Hé, deze grote teen voelt anders aan dan de vorige.' En zo hoort het. Het is een teken dat u vorderingen maakt. U zult bepaalde patronen in uw werk aankweken. Ze zullen van klacht tot klacht anders zijn.

En wie is nu een goede reflexoloog? Zo ergens, dan worden hier grote inspanning en doorzettingsvermogen gevergd. Reflexologie is niet geschikt voor iemand die uit is op snelle resultaten met minimale inspanning. Ze vergt tijd en toewijding en een voortdurend onderzoeken van wat dagelijks onze gezondheid bedreigt.

Hoe vindt u een goede reflexoloog? Waar zoekt u naar? Hoofdstuk 4 ('U als reflexoloog') geeft enkele voortreffelijke richtlijnen. Uiteraard wilt u niet iemand die belooft een bepaalde kwaal te genezen, die recepten schrijft of uw klachten diagnostiseert. Reflexologen zijn in die materie niet opgeleid en het verlenen van dergelijke diensten ligt niet op het terrein van de reflexologie.

Zoek het ook niet bij degenen die 'mechanisch' te werk gaan. Dat zijn diegenen die ontdekt hebben dat er heel wat druk kan worden uitgeoefend door gebruik van een dwaas assortiment van instrumenten en met de knokkels. Dat is een gemakzuchtige, gevaarlijke benadering en *geen* onderdeel van de reflexologie. Het gaat uiteraard niet om die reflexologen die rollen en andere middelen tot zelfhulp aanbevelen, zodat *u* kunt schatten *hoeveel* druk u uitoefent op uzelf.

U bent niet op zoek naar een voetmassage. Niet dat er iets tegen voetmassage is, maar het is iets anders dan reflexologie. Blijkt u bij ongeluk in handen te zijn gevallen van een 'reflexoloog' die olie gebruikt om uw voeten eens flink te wrijven, zoek dan liever een andere. Gebruik van crème *na* de behandeling ligt wel binnen de grenzen van een aanvaardbare praktijk.

Mocht uw reflexoloog uitzonderlijk harde druk toepassen zonder acht te slaan op uw tolerantieniveau, vraag hem of haar dan op te houden. Maak duidelijk dat u een wat gevoeliger bejegening verwacht. Krijgt u die niet, zoek dan een andere reflexoloog. In veel gevallen kan de behandelaar de manier van behandelen aan uw behoeften aanpassen. Heb geduld, maar onderwerp u niet aan een boel pijn en ongemak. Zoals u weet, bent u voor ontspanning gekomen. Voelt u zich na een behandeling niet ontspannen, bespreek dat dan met de reflexoloog. Bij een volgende behandeling zal deze dan de druk kunnen uitoefenen die geschikt is voor *uw* voeten.

Hetzelfde geldt voor nagels die zich in de huid boren. Zeg het altijd tegen de reflexoloog, als u voelt dat de nagel van vinger of duim in uw voet drukt. Gaat het verschijnsel door, dan mankeert er iets aan de techniek van de behandelaar en kunt u misschien beter een andere reflexoloog zoeken. Het is aan u de reflexoloog te evalueren en te zorgen dat u krijgt waarvoor u gekomen bent. En dit boek is bedoeld om u daarbij te helpen. Een reflexoloog bijvoorbeeld, die aandacht schenkt aan uw opmerkingen en signalen, krijgt een hoog cijfer en verdient een tweede kans.

Daar de reflexologie een basisbeweging is, moet u zich niet al te druk maken over uiterlijkheden en plichtplegingen. Het voornaamste is dat uw reflexoloog de technieken goed toepast, uw voeten zorgvuldig evalueert en u behandelt op een manier die *u* helpt. *Indien u niet tevreden bent*, zoek dan een ander. En voor degenen onder u die reflexoloog zijn of het willen worden: zodra u er eenmaal achter bent welk type behandelaar u voor uw eigen voeten wilt, zal het u duidelijk zijn welk type reflexoloog u moet trachten te worden.

Register